■担当編集委員
岩崎倫政
北海道大学大学院医学研究院
整形外科学教授

■編集委員
宗田　大
東京医科歯科大学名誉教授
国立病院機構災害医療センター院長

中村　茂
帝京大学医学部附属溝口病院整形外科教授

岩崎倫政
北海道大学大学院医学研究院
整形外科学教授

西良浩一
徳島大学大学院医歯薬学研究部
運動機能外科学主任教授

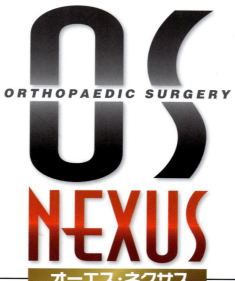
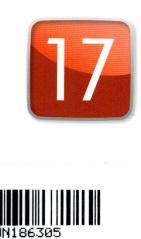

末梢神経障害・損傷の修復と再建術

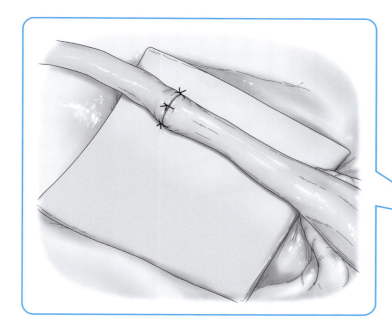
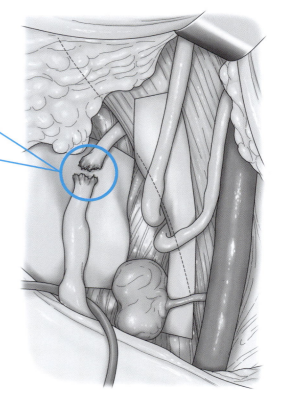

MEDICAL VIEW

本書では，厳密な指示・副作用・投薬スケジュール等について記載されていますが，これらは変更される可能性があります。本書で言及されている薬品については，製品に添付されている製造者による情報を十分にご参照ください。

OS NEXUS No.17
Repair and reconstructive surgeries for peripheral nerve disorders and injuries
（ISBN 978-4-7583-1396-4 C3347）
Editor：NORIMASA IWASAKI

2019.2.10　1st ed

ⓒMEDICAL VIEW, 2019
Printed and Bound in Japan

Medical View Co., Ltd.
2-30 Ichigayahonmuracho, Shinjyukuku, Tokyo, 162-0845, Japan
E-mail　ed @ medicalview.co.jp

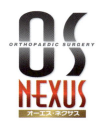

序文

　末梢神経麻痺は，外傷や絞扼性障害，さらに糖尿病などのニューロパチーなどにより生じ，整形外科診療の場で遭遇する機会も多いことから，今回，末梢神経障害および損傷の修復と再建術を企画・構成させていただきました。

　本書の構成は，最初に基礎知識として末梢神経障害および損傷後の修復・再生のメカニズムからはじめ，診断のポイント，神経修復術と移植術の基本，さらに近年臨床の場に導入された人工神経を用いた再建術を組み込みました。続いて，診断と治療に難渋することが多い腕神経叢損傷を取り上げ，代表的な神経再建術と神経麻痺の回復が期待できない際の機能再建術を組み込んでいます。最後に，臨床の場で実際に遭遇する頻度の高い（肘部管症候群，手根管症候群，特発性前骨間および後骨間神経麻痺，橈骨神経麻痺，腓骨神経麻痺，Morton病），もしくは見逃して欲しくない（副神経損傷，胸郭出口症候群）代表的末梢神経疾患および損傷の手術法を取り上げました。

　本書は，若い世代の先生に末梢神経障害および損傷に対する診断と治療への理解を深めてもらうことを目指しています。そのために，第一線で活躍されているエキスパートの先生方に上述した末梢神経修復・再生の基礎から診断，さらに各手術の適応から基本手技，ならびにNEXUS viewとして"コツと注意点"を含めてとても理解しやすい内容で執筆していただきました。読者の皆様には，本書を参考に手術をプランニングして実際に臨まれるのも良いですが，ぜひとも本書を通読していただき，末梢神経麻痺の診療に関する系統的理解を深めてもらいたいと願っております。

　本書が読者の皆様に対し，臨床現場での有益な指南書となることを祈念しております。同時に，本書により末梢神経麻痺の診療に対してより興味を高めて，知識や技術の向上を図っていただければ幸いです。

　最後になりますが，ご多忙のなか執筆依頼を快諾していただき，多大な労をとっていただいた各先生に深甚なる謝意を申し上げます。

2018年12月

北海道大学大学院医学研究院整形外科学教授

岩崎倫政

末梢神経障害・損傷の修復と再建術

CONTENTS

I 基礎知識と末梢神経損傷

末梢神経修復・再生のメカニズム	角家　健	2
末梢神経損傷の診断のポイント	百瀬敏充ほか	8
末梢神経損傷に対する神経修復術と神経移植術	山本美知郎	18
末梢神経損傷に対する人工神経を用いた再建術	藤原浩芳	28

II 腕神経叢損傷

腕神経叢節後損傷に対する神経移植術	柿木良介	36
上位型腕神経叢麻痺に対する尺骨神経部分移行術による肘屈曲再建法	本宮　真	48
上位型腕神経叢損傷に対する副神経移行術・上腕三頭筋枝移行術による肩関節機能再建法	本宮　真	56
腕神経叢上位型損傷に対する肋間神経移行術	山本真一ほか	68
筋肉移行術（Steindler変法）による肘屈曲再建法	國吉一樹ほか	80
広背筋移行術による肘屈曲再建法	國吉一樹ほか	86
腕神経叢損傷（全型麻痺）に対する機能再建法	坂本相哲ほか	92

No.17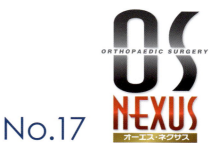

Ⅲ そのほかの臨床でよくみる神経損傷・麻痺・疾患

副神経損傷に対する腓腹神経移植術	池田和夫	112
胸郭出口症候群に対する診断と第1肋骨切除術	船越忠直ほか	122
特発性前骨間神経麻痺（sAIN麻痺），特発性後骨間神経麻痺（sPIN麻痺）に対する神経束間剥離術	越智健介ほか	132
肘部管症候群に対する尺骨神経皮下前方移行術	鈴木　拓ほか	144
遠位小皮切をポータルとした鏡視下手根管開放術	岡田貴充	150
橈骨神経麻痺に対する腱移行術（Riordan津下変法）	村瀬　剛	158
腓骨神経麻痺に対する機能再建術（Watkins-Barr法）	小野寺智洋ほか	164
Morton病の治療	小久保哲郎ほか	172

執筆者一覧

◾担当編集委員

岩崎	倫政	北海道大学大学院医学研究院整形外科学教授

◾執筆者（掲載順）

角家	健	北海道大学大学院医学研究院整形外科学特任講師
百瀬	敏充	丸の内病院整形外科部長
中土	幸男	丸の内病院病院長
加藤	博之	信州大学医学部運動機能学教授
山本	美知郎	名古屋大学大学院医学系研究科手の外科学特任講師
藤原	浩芳	京都第二赤十字病院整形外科部長
柿木	良介	近畿大学医学部整形外科学教授
本宮	真	JA北海道厚生連帯広厚生病院整形外科・手外科センター長
山本	真一	横浜労災病院手・末梢神経外科部長
三上	容司	横浜労災病院副院長・運動器センター長
國吉	一樹	流山中央病院副院長
松戸	隆司	公立長生病院整形外科部長
廣澤	直也	千葉大学大学院医学研究院整形外科学
坂本	相哲	小郡第一総合病院整形外科部長
服部	泰典	小郡第一総合病院副院長・整形外科
池田	和夫	国立病院機構金沢医療センター整形外科部長
船越	忠直	慶友整形外科病院整形外科部長・慶友関節鏡センター長
古島	弘三	慶友整形外科病院整形外科部長・慶友スポーツ医学センター長
草野	寛	慶友整形外科病院スポーツ整形外科
越智	健介	額田医学生物学研究所，三尾整形外科
堀内	行雄	慶友整形外科病院 病院長
田崎	憲一	荻窪病院名誉理事長・手外科センター顧問
鈴木	拓	慶應義塾大学医学部整形外科学
佐藤	和毅	慶應義塾大学医学部整形外科学准教授
岡田	貴充	九州大学大学院医学研究院整形外科学
村瀬	剛	大阪大学大学院医学系研究科器官制御外科学（整形外科学）准教授
小野寺	智洋	北海道大学病院整形外科講師
山﨑	修司	英志会富士整形外科病院整形外科足の外科センター長
小久保	哲郎	立川病院整形外科医長
須田	康文	国際医療福祉大学塩谷病院 病院長

肘のすべてがここにある！

肘関節手術のすべて

編集 今谷 潤也　岡山済生会総合病院 整形外科診療部長
編集協力 秋田 恵一　東京医科歯科大学臨床解剖学教授
　　　　　　二村 昭元　東京医科歯科大学臨床解剖学講師

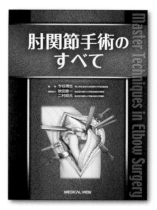

肘関節は3つの骨，内・外多数の筋肉・神経から複雑な構造を持ち，骨折や神経障害，軟骨損傷などの疾患・外傷にも多くのパターンがある。本書では手術における解剖を重要視し，筋肉や神経の付着・走行などが術野で実際にどう見えるかを克明に記載した『Anatomical key Shot』に基づき，肘関節の主な手術の診断・適応・アプローチ，そして手技を豊富なイラストとともに明示して解説。「外傷」「疾患」に加え「小児」「バイオメカニクス」の章を設け，肘の手術に必要な知識を包括的に記載し，肘関節の治療に携わる医師にとって必要な「すべて」を集約した1冊。

定価（本体18,000円+税）
A4判・408頁・オールカラー
イラスト500点，写真350点
ISBN978-4-7583-1365-0

目次

I．肘関節外傷の治療
- 成人上腕骨遠位端骨折
- 肘頭骨折
- 鉤状突起骨折
- 橈骨頭・頚部骨折
　OR+IF／人工橈骨頭
- Monteggia脱臼骨折
- Essex-Lopresti損傷
- 外傷性肘関節靱帯損傷
- 肘関節後外側回旋不安定症
- 肘関節手術に必要な皮弁形成

II．肘関節疾患の治療
- 肘内側側副靱帯障害（スポーツ障害）
　建術の変遷と現時点のコンセンサス／スポーツ障害としての肘内側尺側側副靱帯損傷
- 離断性骨軟骨炎（上腕骨小頭）
　術式選択／鏡視下および直視下穿孔・掻爬術／吉津法／モザイクプラスティー／肋軟骨移植
- 肘頭骨端離開・疲労骨折
- 上腕骨外側上顆炎（内側上顆炎）
　直視下法／テニス肘の鏡視下手術
- 人工肘関節（TEA）
　TEA総論／Unlinked type人工肘関節／Linked type人工肘関節
- 肘関節部の末梢神経障害
　特発性前骨間神経麻痺，特発性後骨間神経麻痺／橈骨神経管症候群／肘部管症候群に対する血管柄付温存尺骨神経皮下前方移動術
- 肘関節拘縮
　内・外側進入法／津下法／鏡視下法
- 内反肘・外反肘
- 滑膜切除術

III．小児の肘外傷，障害・疾患
- 小児上腕骨顆上骨折
- 小児上腕骨内側上顆骨折
- 小児上腕骨外顆骨折
- 上腕骨外顆偽関節の手術療法
- 先天性橈尺骨癒合症

IV．バイオメカニクス
- 手術に必要な肘関節のバイオメカニクス

部位別のエコーの撮り方，見方，読み取り方が，手元画像+3DCT+エコー画像で一目でわかる！　先天性股関節脱臼，関節リウマチについても詳細解説

これから始める 運動器・関節エコー
必ず描出するためのコツとテクニック

役立つ画像を描出するポイント教えます！

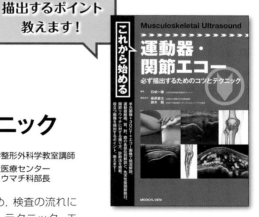

編集 石崎 一穂　三井記念病院 臨床検査部マネージャー
編集協力 藤原 憲太　大阪医科大学整形外科学教室講師
　　　　　　鈴木 毅　　日本赤十字社医療センター アレルギーリウマチ科部長

運動器・関節に対してエコーを使いこなすために必要な基礎知識・技術をまとめ，検査の流れに即して，運動器組織・肩・肘・膝の部位別に，1人で撮像するための方法，コツ，テクニック，エコーの見方・読み取り方を丁寧に解説。若手整形外科医，臨床検査技師の初学者にもわかりやすい紙面構成で，目的に応じた，診断に役立つ画像を描出するポイントを簡潔に解説。関節リウマチや先天性股関節脱臼に対する撮り方，診断法も詳細に解説している。

定価（本体5,800円+税）
A4判・260頁・オールカラー
写真1,000点，イラスト80点
ISBN978-4-7583-1367-4

目次

●運動器・関節エコー関連略語集

I 運動器・関節エコーの基礎の基礎 まずは基礎知識を押さえよう
1. 運動器領域における超音波の有用性
2. 運動器領域エコーの種類と適応疾患
3. 超音波検査に必要な基礎知識
4. 超音波検査に必要な基本手技
5. その他必要な超音波検査の予備知識
6. エコーで観察できる運動器構成体のエコー像
7. 運動器構成体とエコー像

II 部位別運動器・関節エコー実践教習
1. 運動器組織①筋肉
1. 運動器組織②神経
2. 肩関節
3. 肘関節
4. 股関節（小児）
5. 膝関節
6. 足関節
7. 関節リウマチ（手首・手指）

※ご注文，お問い合わせは最寄りの医書取扱店または直接弊社営業部まで。

メジカルビュー社
MEDICAL VIEW　http://www.medicalview.co.jp
〒162-0845 東京都新宿区市谷本村町2番30号
TEL.03(5228)2050　FAX.03(5228)2059
E-mail（営業部）eigyo@medicalview.co.jp

スマートフォンで書籍の内容紹介や目次がご覧いただけます。

「多分ここに神経が…」を「確実にここに神経がある！」にかえる1冊

うまくいく！

超音波でさがす 末梢神経

100％効く四肢伝達麻酔のために

監修 **田中 康仁** 奈良県立医科大学整形外科教授　著者 **仲西 康顕** 奈良県立医科大学整形外科・臨床研修センター助教

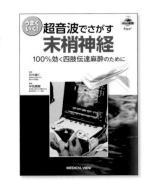

超音波ガイド下伝達麻酔は，必要最小限の局所麻酔薬で確実な効果を得ることができ，整形外科医にとって非常に魅力的な手技である。しかし，思ったような超音波画像を初心者が得ることは難しく，特に末梢神経の描出には困難が伴う。本書は，初心者でも必ず見える組織からスタートし，そこからどういう順番で目的の神経を探し当てるかについて，一手順ごとに，イラスト，写真で詳述し，効果的な針の進め方のテクニックを動画で示している。失敗しない四肢伝達麻酔のための手技も詳述した，整形外科医必携の1冊。

定価（本体8,000円＋税）
B5判・176頁・オールカラー
写真300点，イラスト140点
Web動画視聴権付
ISBN978-4-7583-1364-3

目次

I章　伝達麻酔を行う前に
- 超音波ガイド下伝達麻酔の魅力
- 末梢神経のための装置選択
- 超音波の特性・組織の見え方
- 末梢神経と筋膜の構造
- 四肢末梢神経の存在パターンと超音波での見え方
- 神経描出のテクニック（総論）
- 伝達麻酔の準備
- 超音波ガイド下穿刺のテクニック（総論）
- 超音波ガイド下伝達麻酔の適応と禁忌
- 局所麻酔薬・ブロックの合併症と安全対策
- どの伝達麻酔から経験を積むべきか

II章　実践　末梢神経のさがし方
上肢
- 正中神経
- 尺骨神経
- 橈骨神経
- 筋皮神経
- 内側前腕皮神経（内側上腕皮神経）
- 腕神経叢（斜角筋間・鎖骨上）

下肢
- 大腿神経・外側大腿皮神経
- 伏在神経（大腿神経の枝）
- 閉鎖神経
- 坐骨神経（脛骨神経・総腓骨神経）

超音波画像で運動器疾患がここまでわかる時代の到来！

著者 **皆川 洋至** 城東整形外科診療部長

超音波でわかる運動器疾患

診断のテクニック

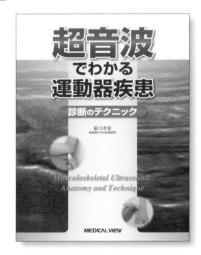

器械の進歩で格段に鮮明になり，運動器分野の特徴が十二分に理解できるようになった超音波検査を，外来やスポーツ現場で活用・応用するために，検査肢位・手順から部位別読影テクニックまでをわかりやすく詳述したマニュアル書。

▶ **プローブの動き**で適切な画像が描出できる
▶ **Step 順**で画像が読める
▶ **Q&A**で分かりにくい画像も明らかに
▶ **エコーanatomy**で解剖との連携もバッチリ

■**定価（本体7,800円＋税）** B5変型判・328頁・2色刷（一部カラー）・写真1,080点，イラスト140点　ISBN978-4-7583-1032-1

メジカルビュー社
http://www.medicalview.co.jp

※ご注文，お問い合わせは最寄りの医書取扱店または直接弊社営業部まで。
〒162-0845 東京都新宿区市谷本村町2番30号
TEL.03(5228)2050　FAX.03(5228)2059
E-mail（営業部）eigyo@medicalview.co.jp

スマートフォンで書籍の内容紹介や目次がご覧いただけます。

電子版の閲覧方法

メジカルビュー社 eBook Library

本書の電子版をiOS端末，Android端末，Windows PC（動作環境をご確認ください）でご覧いただけます。下記の手順でダウンロードしてご利用ください。ご不明な点は，各画面のヘルプをご参照ください。

1 会員登録（すでにご登録済みの場合は2にお進みください）

まず最初に，メジカルビュー社ホームページの会員登録が必要です（ホームページの会員登録とeBook Libraryの会員登録は共通です）。PCまたはタブレットから以下のURLのページにアクセスいただき，「新規会員登録フォーム」からメールアドレス，パスワードのほか，必要事項をご登録ください。

https://www.medicalview.co.jp/ebook/

▶右記のQRコードからも進めます

2 コンテンツ登録

会員登録がお済みになったら「コンテンツ登録」にお進みください。
https://www.medicalview.co.jp/ebook/のページで，1 会員登録したメールアドレスとパスワードでログインしていただき，下記のシリアルナンバーを使ってご登録いただくと，お客様の会員情報にコンテンツの情報が追加されます。

本書電子版のシリアルナンバー
コイン等で削ってください

※本電子版の利用許諾は，本書1冊について個人購入者1名に許諾されます。購入者以外の方の利用はできません。また，図書館・図書室などの複数の方の利用を前提とする場合には，本電子版の利用はできません。
※シリアルナンバーは一度のみ登録可能で，再発行できませんので大切に保管してください。また，第三者に使用されることの無いようにご注意ください。

3 ビュアーアプリのインストール

お客様のご利用端末に対応したビュアーをインストールしてください。

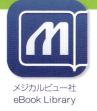
メジカルビュー社
eBook Library

⬇ **iOS版**『メジカルビュー社 eBook Library』ビュアーアプリ（無料）
App Storeで「メジカルビュー社」で検索してください。

⬇ **Android OS版**『メジカルビュー社 eBook Library』ビュアーアプリ（無料）
Google Playで「メジカルビュー社」で検索してください。
※Kindle Fireには対応しておりません。恐れ入りますが他の端末をご利用ください。

⬇ **Windows PC版**『メジカルビュー社 eBook Library』ビュアー（無料）
http://www.medicalview.co.jp/ebook/windows/のページから
インストーラーをダウンロードしてインストールしてください。

4 コンテンツの端末へのダウンロード

❶ 端末のビューアーアプリを起動してください。

❷ 書棚画面上部メニュー右側の ⚙ アイコンを押すと，ユーザー情報設定画面が表示されます。
（Android 版, Windows 版 は表示されるメニューから「ユーザー情報設定」を選択）

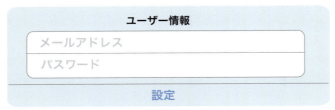

※画面やアイコンは変更となる場合がございます。

ここでは，**1** の手順で会員登録したメールアドレスとパスワードを入力して「設定」を押してください。
この手順により端末にコンテンツのダウンロードが可能になります。会員登録と違うメールアドレス，パスワードを設定するとコンテンツのダウンロードができませんのでご注意ください。

❸ 書棚画面上部メニューの ➕ アイコンを押すとダウンロード可能なコンテンツが表示されますので，選択してダウンロードしてください。
ダウンロードしたコンテンツが書棚に並び閲覧可能な状態になります。選択して起動してください。

※PCとタブレットなど2台までの端末にコンテンツをダウンロードできます。

5 コンテンツの端末からの削除

端末の容量の問題等でコンテンツを削除したい場合は下記の手順で行ってください。

❶ 書棚画面上部メニューの ➖ アイコンを押すと，端末内のコンテンツが一覧表示されます。コンテンツ左側の削除ボタンを押すことで削除できます。

※コンテンツは **4** の **❸** の手順で再ダウンロード可能です。
※端末の変更等でご使用にならなくなる場合，コンテンツを端末から削除してください。コンテンツをダウンロードした端末が2台あり，削除しないで端末を変更した場合は新たな端末でコンテンツのダウンロードができませんのでご注意ください。

ビューアーの動作環境 ※2019年1月7日時点での動作環境です。バージョンアップ等で変更になる場合がございますので当社ウェブサイトでご確認ください。

iOS
iOS 9 以降をインストールできる iOS 端末

Windows PC ※Macintosh PCには対応していません。
Windows 7/Windows 8.1/Windows10 を搭載のPC
（CPU：Core i3 以上，メモリ：4GB 以上，
ディスプレイ：1,024 x 768 以上の画面解像度）

Android
RAM を 1GB 以上搭載した，Android OS 4.0 以降をインストールできる端末

※Kindle Fire には対応しておりません。恐れ入りますが他の端末をご利用ください。

基礎知識と末梢神経損傷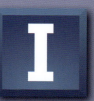

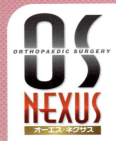

I. 基礎知識と末梢神経損傷

末梢神経修復・再生のメカニズム

北海道大学大学院医学研究院整形外科学　角家　健

Introduction

基本情報

　末梢神経は損傷すると，細胞体から標的器官に至るまで，分子学的かつ組織学的に劇的な変化をきたしながら再生する．しかし，実際の臨床成績は，損傷の高位と程度，治療内容に依存し，成績不良例も少なくない．末梢神経損傷に対する治療を計画する際には，その再生と阻害に関するメカニズムに留意すべきである．

　末梢神経は脊髄の運動神経細胞，後根神経節（dorsal root ganglion；DRG）の感覚神経細胞から，筋肉，皮膚に向かって投射している軸索の束であり，軸索の他には，シュワン細胞，血管内皮細胞，線維芽細胞で構成されている．シュワン細胞は軸索周囲に髄鞘（ミエリン）を形成して伝導速度を速めるが，髄鞘形成が必要ない無髄線維の恒常性維持の役割も担っている．

> **コツ&注意　NEXUS view**
>
> 末梢神経が損傷すると，断裂部より遠位の軸索は細胞体から切り離されることになり，断片化が開始する．また，軸索の断片化と並行して，髄鞘の断片化も発生し，損傷部より遠位のすべての神経組織内には軸索と髄鞘の遺残物が大量に発生する．これをWaller変性という．
>
> 　これらの遺残物を除去するために，マクロファージを中心とした炎症細胞が浸潤し，シュワン細胞が，非修復型から修復型に分化する．
>
> 　遺残物が除去された後には，修復型シュワン細胞が並んで足場を形成し，その上を軸索が伸長する．軸索再生に引き続いて，ミエリン形成シュワン細胞によって，有髄線維が再髄鞘化される（図4 参照）．

　再生軸索が晴れて標的器官とシナプス結合することで，神経の再支配が完了するが，脱神経期間が長期化すると，神経の再支配にも関わらず，筋力は回復しない．このため，近位で損傷されるほど，神経再支配まで時間を要するため，機能回復に不利となる．感覚機能に関して同様のことはなく，脱神経期間が長期化しても，神経の再支配に応じて機能も回復する．

---

❶ 損傷部より遠位はすべて変性する
❷ 近位部損傷ほど再生に時間がかかる
❸ 筋肉は脱神経期間が長期化すると回復能力を失う

修正・再生のメカニズム

1 末梢神経の解剖

　末梢神経は運動神経，感覚神経，自律神経で構成されるが，ここでは，運動神経，感覚神経に絞って概説する。

　運動神経の細胞体は脊髄前角に位置する一方，感覚神経の細胞体は後根神経節（dorsal root ganglion）に位置し，その軸索は皮膚と脊髄の両方向に向かって走行する 図1 。軸索は一方向のみしか活動電位を伝達しないため，運動神経と感覚神経では伝達方向が逆となる 図2 。

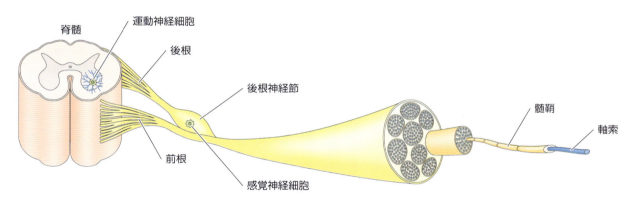

図1　末梢神経の解剖

運動神経細胞は脊髄前角に位置し，その軸索は前根を経由して筋肉へと伸びる。
感覚神経細胞は後根神経節に位置し，その軸索の一方を皮膚へ，もう一方を脊髄・脳幹へと伸ばしている。
軸索は髄鞘に覆われている有髄神経と覆われていない無髄神経がある。

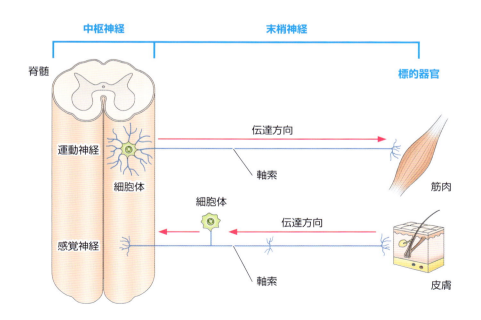

図2　末梢神経の回路（簡略化）

運動神経と感覚神経では伝達方向が逆になる。
感覚神経は1本の軸索を末梢と中枢の両方向に伸ばしている。

末梢神経は軸索以外では、シュワン細胞、血管内皮細胞、線維芽細胞で構成され、シュワン細胞は軸索周囲に髄鞘を形成して伝導速度を速める一方、髄鞘のない軸索の恒常性維持も担っており、末梢神経の主要な支持細胞である[2] 図3。血管内皮細胞は、血液神経関門を形成し、血液脳関門と同様に、末梢神経への炎症細胞浸潤や各種活性物資の拡散をコントロールしている[4]。線維芽細胞は神経内膜、および周膜を構成して末梢神経に支持性を与えている。

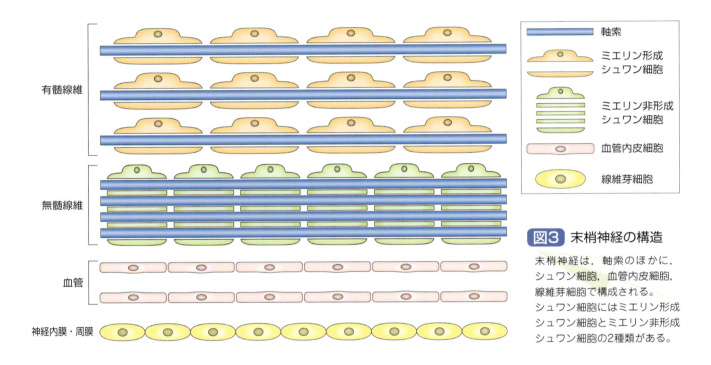

図3 末梢神経の構造

末梢神経は、軸索のほかに、シュワン細胞、血管内皮細胞、線維芽細胞で構成される。シュワン細胞にはミエリン形成シュワン細胞とミエリン非形成シュワン細胞の2種類がある。

2 損傷後の修復・再生メカニズム

　末梢神経の範囲は、脊髄から標的器官まで広い範囲に及ぶので、その再生メカニズムを考える場合も、細胞体、損傷部、Waller変性部、標的器官の4つに分けて考えると理解しやすい 図4a ～ 図4c。

細胞体 図4a

軸索が損傷すると，その損傷シグナルが細胞体に届くことにより 図4b，細胞体での再生プログラムが開始する 図4c。

損傷シグナルとしては，①逆行性活動電位，②逆行性カルシウム濃度上昇，③損傷シグナル分子の逆行性軸索輸送などがある。

細胞体が損傷シグナルを受け取ると，核内でエピジェネティックな変化や，再生関連遺伝子の発現が亢進し[3]，軸索を伸長するのに必要な細胞骨格蛋白などが産生され，順行性軸索輸送に載って末端に運ばれる。また，神経細胞は標的器官やシュワン細胞から産生される栄養因子にも依存しているので，軸索損傷後には，その欠乏により細胞死を生じることがある。神経細胞の種類にも依存するが，一般的に近位部損傷ほど細胞死が起きやすい。

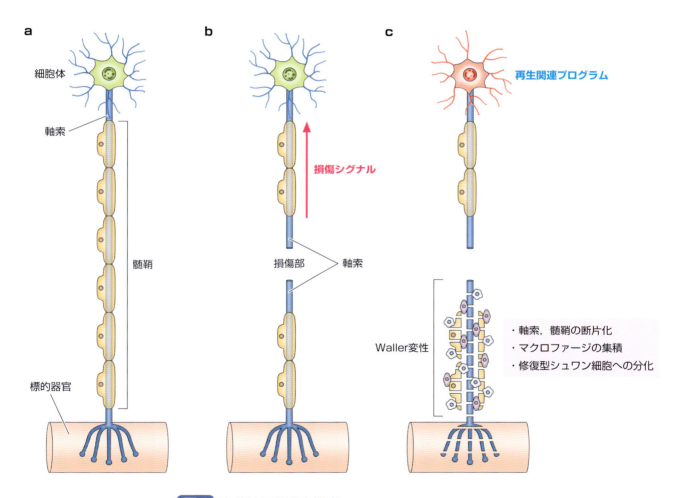

図4 末梢神経の再生機序

a：正常神経
b：軸索損傷。軸索が断裂し，損傷シグナルが細胞体へ送られる。
c：遠位部の変性。損傷シグナルを受けた細胞体は再生関連プログラムを開始する。
損傷部より遠位では，軸索と髄鞘の断片化（Waller変性）が起きる。
軸索と髄鞘の遺残物を除去するため，マクロファージが集積し，シュワン細胞は修復型へと変化する。

損傷部 図4b

損傷部に生じる組織欠損部の修復機転についても，近年，詳細なメカニズムが明らかになっている。まず，マクロファージが集積して血管内皮細胞増殖因子（vascular endothelial growth factor：VEGF）を放出することで，血管内皮細胞が集積し，間隙を架橋する。次に血管内皮細胞を足場として，シュワン細胞が配列し，最後に，シュワン細胞を足場として軸索が再生する[1] 図4d。

Waller変性部 図4c

軸索損傷部から遠位は細胞体との交通がなくなるため，損傷の1，2時間後には軸索，髄鞘の断片化が開始する。これをWaller変性（Wallerian degeneration）という 図4c。

変性した軸索と髄鞘の遺残物（デブリス）は，マクロファージなどの炎症細胞とシュワン細胞によって貪食される。シュワン細胞は，損傷後24時間以内には非修復型から修復型へと分化を開始し，その機能と形態を大きく変化させる[2] 図4c。

マクロファージとシュワン細胞により，Waller変性後の遺残物が除去されると，シュワン細胞が列状に並んで，Büngner帯（再生軸索の足場）を構成し，栄養因子の供給源となり，軸索はその足場の上を伸長していく 図4d。

再生軸索が標的器官（筋肉，皮膚）に到達後は，有髄神経の軸索をシュワン細胞が再髄鞘化する 図4e。

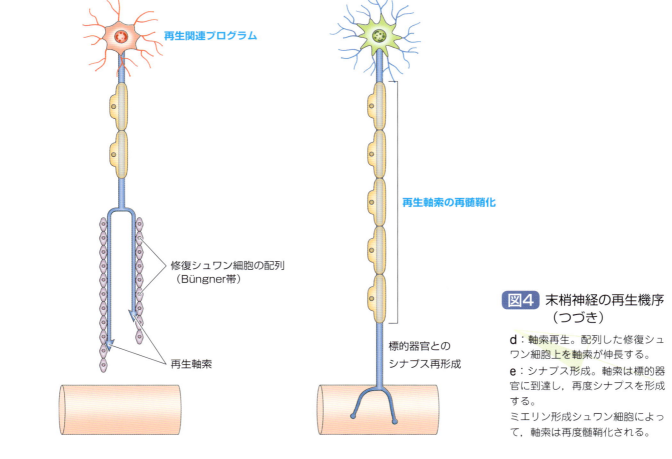

図4 末梢神経の再生機序（つづき）

d：軸索再生。配列した修復シュワン細胞上を軸索が伸長する。
e：シナプス形成。軸索は標的器官に到達し，再度シナプスを形成する。
ミエリン形成シュワン細胞によって，軸索は再度髄鞘化される。

標的器官

軸索が再生して筋肉まで到達し，神経筋接合部とシナプス結合することで，末梢神経の軸索再生は完了となる 図4e 。筋肉の脱神経期間が長期化しても，神経筋接合部の組織学的萎縮は発生せず，再生軸索と神経筋接合部とのシナプス結合は可能である。しかし，筋肉自体の反応性は有意に低下し，最終的に線維化，脂肪化する[5]。この筋肉が神経再支配への感受性を失う時期が，ラットでは1カ月，人では3カ月から半年と報告されており，この時期までに，軸索再生を達成することが，運動麻痺を回復させる鍵である。このため，近位部損傷では，損傷部から標的器官までの距離が長く，必然的に脱神経期間が長期化するため，運動麻痺の回復が不良となる。一方，感覚機能は，脱神経期間が長期化した場合の機能回復に及ぼす阻害的影響は少ない。

> **コツ&注意 NEXUS view**
>
> **知っていると役に立つ文献的情報**
>
> ①脱神経支配期間と筋肉の回復能の関係を明らかにした論文。
> Sakuma M, Gorski G, Sheu SH, et al. Lack of motor recovery after prolonged denervation of the neuromuscular junction is not due to regenerative failure. Eur J Neurosci 2016 ; 43 : 451-62.
>
> ②シュワン細胞機能に関する総説
> Jessen KR, Mirky R, Lloyd AC. Schwann cells : development and role in nerve repair. Cold Spring Harb Perspect Biol 2015 ; 7 : a020487.
>
> ③損傷部の修復機序を明らかにした論文
> Cattin AL, Burden JJ, Van Emends L, et al. Macrophage-induced blood vessels guide Schwann cell-mediated regeneration of peripheral nerves. Cell 2015 ; 162 : 1127-39.

文献

1) Cattin AL, Burden JJ, Van Emends L, et al. Macrophage-induced blood vessels guide Schwann cell-mediated regeneration of peripheral nerves. Cell 2015 ; 162 : 1127-39.
2) Jessen KR, Mirky R, Lloyd AC. Schwann cells : development and role in nerve repair. Cold Spring Harb Perspect Biol 2015 ; 7 : a020487.
3) Ma TC, Willis DE. What makes a RAG regeneration associated ? Front Mol Neurosci 2015 ; 8 : 43.
4) Reinhold AK, Rittner HL. Barrier function in the perispheral and central nervous system-a review. Pflugers Arch 2017 ; 469 : 123-34.
5) Sakuma M, Gorski G, Sheu SH, et al. Lack of motor recovery after prolonged denervation of the neuromuscular junction is not due to regenerative failure. Eur J Neurosci 2016 ; 43 : 451-62.

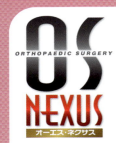

I. 基礎知識と末梢神経損傷

末梢神経損傷の診断のポイント

丸の内病院整形外科　百瀬　敏充
丸の内病院　中土　幸男
信州大学医学部運動機能学　加藤　博之

Introduction

基本情報

末梢神経損傷は，非外傷性の絞扼性神経障害である手根管症候群，肘部管症候群，橈骨神経麻痺，特発性前骨間神経麻痺，特発性後骨間神経麻痺，胸郭出口症候群，外傷性の神経損傷，腕神経叢麻痺などがある。

診断には，問診，運動麻痺・感覚麻痺の神経学的所見を取り，画像検査を行い，神経伝導速度，針筋電図などの電気生理学的検査を行う。

> **コツ&注意 NEXUS view**
> 診察の際，手根管症候群と頚椎症の合併，胸郭出口症候群と手根管症候群または肘部管症候群の合併があるので注意を要する（double crush syndrome）。

❶上肢の運動障害や感覚障害を調べる。
❷X線像，CT，MRI像を撮る。
❸運動神経，感覚神経の伝導速度を調べる。

疾患別診断のポイント

1 手根管症候群

症状

　絞扼性神経障害で最も多く，手根管内の滑膜増殖により手根管内圧が上昇し，正中神経の血流が低下してしびれが生じる[1] 図1 。しびれは母指から環指橈側にあり，小指はしびれない。夜間にしびれ痛みが増強し，母指球筋の萎縮が生じる。

　理学所見として，Tinel徴候（手関節部をたたくと中指環指に放散する）図1①，Phalenテスト（手関節屈曲位で手指がしびれる）図1②，感覚障害（2点識別覚，Semmes-Weinsteinモノフィラメントテスト）を調べる。

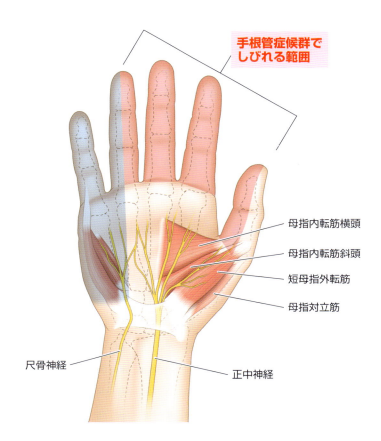

手根管症候群でしびれる範囲

母指内転筋横頭
母指内転筋斜頭
短母指外転筋
母指対立筋

尺骨神経　　　正中神経

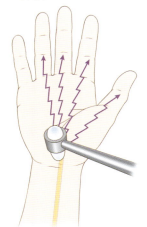

①Tinel徴候

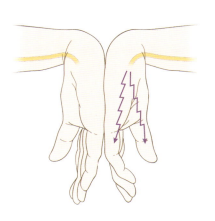

②Phalenテスト

図1 手根管症候群の感覚障害

手根管症候群では母指から環指橈側までに感覚障害がある。

運動神経伝導検査

短母指外転筋の筋腹（導出電極）と基節骨筋腱上（基準電極）に電極を設置し 図2①, 手関節部と肘の刺激による複合筋活動電位（compound muscle action potential；CMAP）を導出する[2]。手関節からの運動神経伝導速度（MCV）の遠位潜時は4.2msを上限値とし, 手根管症候群では遅延する。

感覚神経伝導検査

示指近位指節間（proximal interphalangeal；PIP）関節部（導出電極）と遠位指節間（distal interphalangeal；DIP）関節部（基準電極）に電極を置き 図2②, 感覚神経活動電位（sensory nerve action potential；SNAP）を導出する[2]。手関節からの感覚神経伝導速度（SCV）は44m/sが下限値であり, 手根管症候群では低下する。

第2虫様筋・骨間筋法（運動神経）

示指と中指の付け根より2横指近位に導出電極を置き 図2③, 手関節部で正中神経と尺骨神経を同じ距離から刺激して, 正中神経支配の第2虫様筋と尺骨神経支配の骨間筋の複合筋活動電位を記録する。手根管症候群では正中神経の潜時が尺骨神経の潜時より0.5ms以上となる。重症例で母指球の萎縮が強くCMAPが導出できない場合でも, 虫様筋からCMAPの導出は可能であり有用である。

環指法（感覚神経）

環指PIP関節（導出電極）に電極を置き 図2④, 手関節部で正中神経と尺骨神経を同じ距離で刺激して感覚神経の潜時差をみる。

MRI検査を行い, ガングリオンなどの腫瘍性病変の有無を調べ, 長期例では屈筋支帯近位の手関節部で正中神経の肥大が認められる。

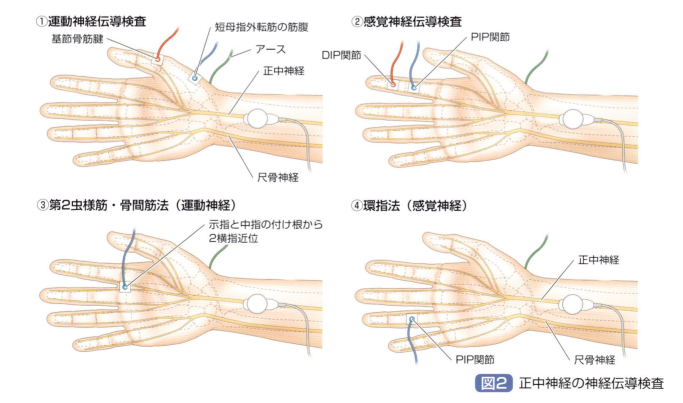

図2 正中神経の神経伝導検査

2 肘部管症候群

　肘部管症候群は手根管症候群に次いで頻度が高い 図3 。尺骨神経は尺側神経溝を走行し，尺側手根屈筋の上腕頭と尺骨頭の間にある腱膜（Osborne靱帯）で多くは絞扼される[1] 図4 。日本では変形性肘関節症に起因することが多く，ガングリオンによる圧迫があると痛みしびれが急激に出現する。

症状

　環指尺側，小指，尺側の手掌手背のしびれ感覚障害と尺骨神経支配領域の筋力低下がある。第1背側骨間筋が萎縮し，肘部管部にTinel徴候があり，誘発テストでは，肘屈曲テスト（手関節伸展，肘屈曲位で環指小指のしびれが増悪）がある。感覚障害（Semmes-Weinsteinモノフィラメントテスト）を調べる。母指内転筋は筋力低下し，長母指屈筋が働くFroment徴候が陽性 図3① となり，虫様筋の筋力低下により小指に鉤爪指変形（claw finger deformity） 図3② が生じる。

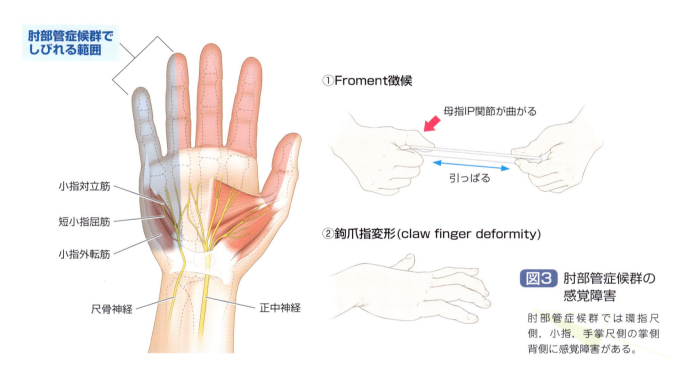

図3　肘部管症候群の感覚障害

肘部管症候群では環指尺側，小指，手掌尺側の掌側背側に感覚障害がある。

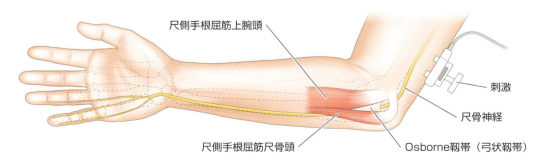

図4　尺骨神経の走行

運動神経伝導検査と感覚神経伝導検査

運動神経伝導検査では，小指外転筋の筋腹（導出電極）と小指の付け根（基準電極）に電極を貼る[2] 図5①。感覚神経伝導検査では，小指PIP関節（導出電極）とDIP関節（基準電極）に電極を貼る 図5②。肘関節遠位と肘関節近位で刺激して肘部管をはさんで運動感覚神経伝導速度の遅延を調べる。

肘部で等間隔に複合筋活動電位を測定するインチング検査により，肘部管での尺骨神経の圧迫部位が把握できる。等間隔に遠位潜時を測定し，潜時の差が大きい場所が圧迫部位である。

鑑別診断

尺骨神経管症候群では尺側手背のしびれがなく，手関節部尺側にTinel徴候がある。MRI検査でガングリオンなどがある。手関節部の尺骨神経刺激で第1背側骨間筋のCMAPで潜時遅延，振幅低下がある。

①運動神経伝導検査

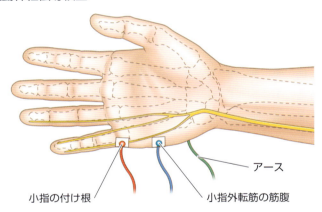

②感覚神経伝導検査

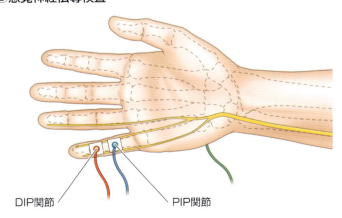

図5 尺骨神経の神経伝導検査

3 特発性前骨間神経麻痺

正中神経は，肘関節部で円回内筋の2頭間を通過し，さらに主要枝と前骨間神経に分かれる 図6 。前骨間神経は長母指屈筋，示指中指深指屈筋，方形回内筋を支配する純運動枝である。

症状

神経外部からの圧迫がない場合，特発性前骨間神経麻痺といわれ，砂時計様の神経束のくびれが存在する[3]。

麻痺前に肘などに痛みが生じ，母指IP関節と示指DIP関節の自動屈曲が不能になり，tear drop sign 図6① を呈し，感覚障害はない。Tinel徴候，圧痛の部位を調べる。

電気生理学的検査

長母指屈筋，方形回内筋の複合筋活動電位を調べ，振幅低下，潜時の延長を認め，針筋電図で脱神経所見（fibrillation potential）を調べる。MRIでガングリオンなどの占拠性病変の有無，麻痺筋の脱神経所見（STIR T2高信号），肘関節部の正中神経の超音波検査で神経束のくびれを調べる 図6② 。

鑑別診断

円回内筋症候群は，円回内筋の浅頭と深頭，上腕二頭筋腱膜，浅指屈筋中枢で圧迫されることで生じる。腱断裂との鑑別では，神経麻痺はdynamic tenodesis効果（手関節屈伸で指が屈伸する）が認められる。

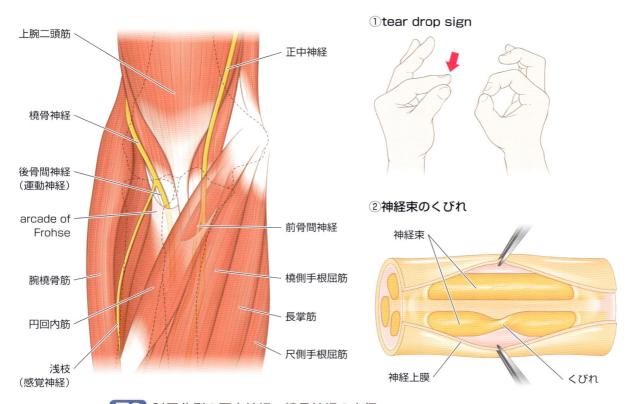

図6 肘屈曲側の正中神経，橈骨神経の走行

橈骨神経は肘上で長橈側手根伸筋，腕橈骨筋に枝を出し，後骨間神経（運動神経）と浅枝（感覚神経）に分かれる。正中神経は肘で円回内筋，橈側手根屈筋，長掌筋，浅指屈筋に枝を出し，前骨間神経と主要枝に分かれる。前骨間神経は長母指屈筋，示指中指深指屈筋，方形回内筋に枝を出す。

4 橈骨神経麻痺，特発性後骨間神経麻痺

肘より近位の橈骨神経麻痺は橈骨神経高位麻痺であり，橈骨神経は上腕骨の橈骨神経溝で骨に接しているため，睡眠中の圧迫，上腕骨骨幹部骨折などにより麻痺を生じる。居眠りや腕枕による圧迫があったか確認する。手関節の背屈，指の背屈ができず，下垂手になる。感覚障害は固有領域である母指示指間背側皮膚に知覚障害をきたす。

橈骨神経は肘近位で長橈側手根伸筋に枝を出し，肘で後骨間神経（運動神経）と浅枝（感覚神経）に分かれる 図6。後骨間神経はarcade of Frohseの下を通る。

外部からの圧迫がない場合，特発性後骨間神経麻痺といわれ，神経束のくびれが存在する[3]。指と母指の伸展ができず，下垂指となる。手関節背屈は高位支配の長橈側手根伸筋の作用により可能であり，感覚障害はない。Tinel徴候，圧痛の部位を調べる。

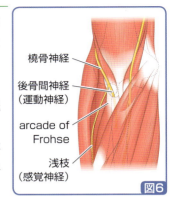

図6

電気生理学的検査

固有示指伸筋の複合筋活動電位，麻痺筋の筋電図を調べる。MRIで占拠性病変の有無，筋肉の信号変化を調べる。

鑑別診断

回外筋症候群は，後骨間神経が肘部（arcade of Frohse）で絞扼される場合である。

5 腕神経叢麻痺

腕神経叢麻痺の原因はオートバイ事故など高エネルギー外傷，分娩麻痺がある。

腕神経叢は第5頚神経根（C5）から第1胸神経根（T1）までの5本の神経根からなり，神経幹，分岐部，神経束と分岐，合流を繰り返す 図7。腕神経叢麻痺は後根神経節の中枢の損傷で脊髄から神経根が断裂する節前損傷（引き抜き損傷）と神経根が椎間孔を出た後で損傷する節後損傷がある[4] 図8。

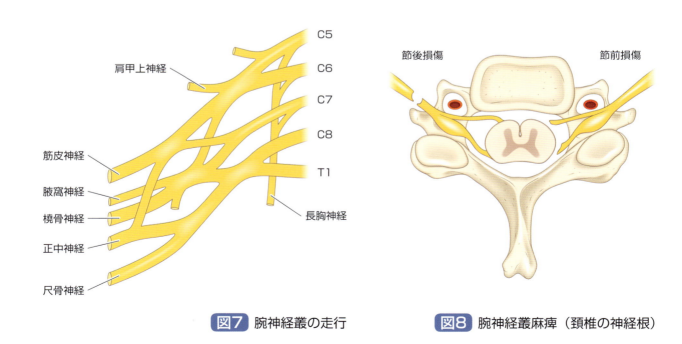

図7 腕神経叢の走行　　図8 腕神経叢麻痺（頚椎の神経根）

診察

診察では筋力低下の分布，感覚障害の範囲，反射低下，鎖骨上窩の腫脹，Tinel徴候，Horner徴候（眼瞼下垂，縮瞳，眼球陥凹）を評価する 表1 。

画像診断

X線，CT検査で鎖骨骨折，肋骨骨折，頚椎横突起骨折 図9 ，横隔膜挙上を調べる．MRI検査で頚椎神経根糸の状態や外傷性髄膜瘤の有無,脊髄の偏位を調べる 図10 。

麻痺型	症状
全型	僧帽筋以外の上肢すべての運動麻痺
C5-6型	肩挙上と肘屈曲不能
C5-7型	肩挙上と肘屈曲不能，手関節伸展の筋力低下，橈側手根屈筋麻痺
C5-8型	肩挙上と肘屈曲不能，手指屈伸と内在筋の筋力低下，小指の知覚障害
下位型	（C8-T1）肩肘の運動は保たれる．手指屈伸障害，内在筋の筋力低下

表1 腕神経叢の麻痺型と症状
典型例を記載したものであり，C5-7損傷とC5-8損傷の鑑別は難しい。

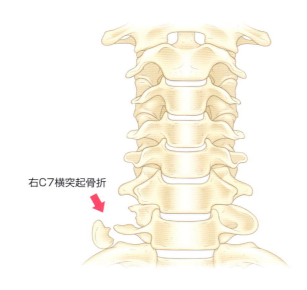

図9 腕神経叢麻痺を生じる頚椎の横突起骨折

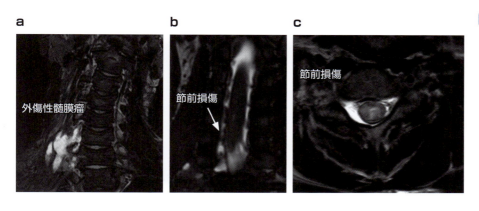

図10 右第5,6神経根引き抜き損傷の頚椎MRI像

体性感覚誘発電位（SSEP）はC5,6神経根で導出されなかった。
a：冠状像で右外傷性髄膜瘤がある（T2強調像）。
b：右神経根引き抜き損傷（T2強調脂肪抑制）。
c：C6の右神経根引き抜き損傷。頚髄は左に寄っている（T2強調像）。

症状

長胸神経が支配する前鋸筋麻痺があるとC5神経根引き抜き損傷の可能性が高い。Horner徴候（眼瞼下垂，縮瞳，眼球陥凹）があるとT1神経根ないし下部頚神経根損傷が疑われる。正中，尺骨，橈骨各神経において，支配筋に活動電位を認めず，しかも神経幹刺激により感覚神経活動電位が導出されれば，神経根引き抜き損傷が疑われる[2]。引き抜き損傷では神経の自然回復は不可能である。しかし，節後損傷では自然回復の可能性があり，受傷後3, 4カ月間は経時的に針筋電図で筋の脱神経電位，筋収縮の有無を調べる。

確定診断

最終的な確定診断は手術で腕神経叢を展開し，術中電気生理学的検査を行う[5]。

肉眼上神経が連続していても脊柱管内の損傷の可能性もあり，完全麻痺した有連続性神経幹の処置（そのまま放置して自然回復を待つか，神経を切離して修復するか）を判断するため，体性感覚誘発電位（SSEP），神経幹刺激による誘発針筋電図を用いた電気診断を行う。

6 胸郭出口症候群

症状

上肢のしびれ（特に環指小指のしびれ），痛み，だるさなどの症状がある[6]。

発症部位

発症部位は斜角筋三角部，肋鎖間隙，小胸筋と烏口突起の間隙であり，腕神経叢や鎖骨下動静脈が圧迫牽引される 図11。

特徴

腕神経叢牽引型と腕神経叢圧迫型，牽引と圧迫の混合型に分けられる。

腕神経叢牽引型はなで肩の若い女性に多く，上肢の下方牽引により症状は増悪し，上肢を保持して軽快する。斜角筋上方部にTinel徴候がある（Morley test）。

腕神経叢圧迫型は筋肉質の男性に多く，鎖骨上窩にTinel徴候がある。

誘発テスト

誘発テストは肩90°外転外旋，肘90°屈曲位で手指の屈伸を3分継続できないとき陽性（Roos test），脈管圧迫テスト（Adson test：頚部を背屈させて患側に回旋し，深呼吸を行う，Wright test：両肩90外転外旋，肘90°屈曲する，Eden test：患側腕を後下方に牽引する）で橈骨動脈が触れなくなり，症状再現がある。

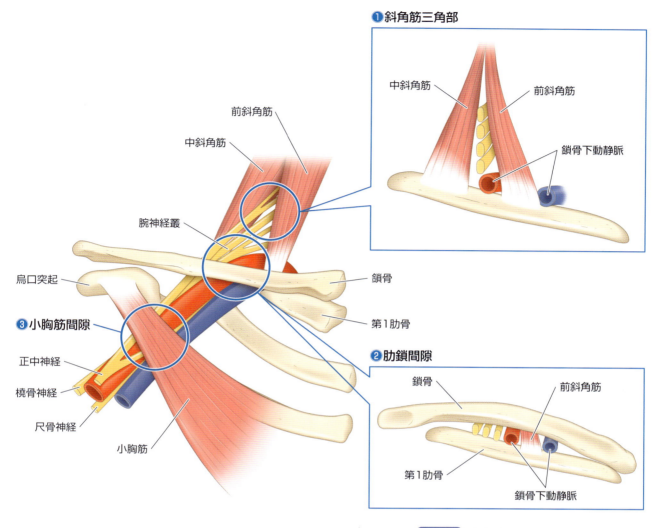

図11 胸郭出口症候群による圧迫部位
①斜角筋三角部（前斜角筋と中斜角筋および第1肋骨の間）
②肋鎖間隙（鎖骨と第1肋骨の間）
③小胸筋間隙（小胸筋と烏口突起，肋骨の間）

文献
1) 加藤博之, 内山茂晴. 肘部管症候群と手根管症候群の病態と治療. Peripheral Nerve 2017；28（2）：264-8.
2) 栢森良二. 上肢の伝導検査. 神経伝導検査テキスト. 東京：医歯薬出版；2016. p10-27.
3) 越智健介. 特発性前骨間神経麻痺,特発性後骨間筋麻痺. MB Orthop 2016；29（11）：13-22.
4) 土井一輝. 腕神経叢麻痺の診断と治療－最近の知見. 医事新報 2010；4491：54-61.
5) 中土幸男. 腕神経叢麻痺の神経再建術. マイクロサージャリー. 別府諸兄ほか編. 東京：メジカルビュー社；2000. p157-63.
6) 井手淳二. 胸郭出口症候群. Loco Cure 2018；4（1）：22-7.

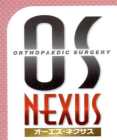

I. 基礎知識と末梢神経損傷

末梢神経損傷に対する神経修復術と神経移植術

名古屋大学大学院医学系研究科手の外科　山本美知郎

Introduction

術前情報

●手術適応

　末梢神経の急性期完全損傷は，神経縫合の適応である。末梢神経は損傷した瞬間からWaller変性*が始まっている。必ずしも緊急手術にする必要はないが，修復術を行う場合は早期に対応するのが望ましい。

　部分損傷であっても，顕微鏡下に神経内剥離や部分神経束移植が可能である。

　挫滅を伴う断裂では，挫滅部を切除すると欠損が生じるため，神経移植を要す場合がある。

　陳旧例では，損傷した神経の近位端は断端神経腫を形成している。神経腫部分を切除すると欠損が生じるため，神経移植術の適応となる。欠損長が30mm以内では人工神経も使用可能であるが，それ以上の長さでは自家神経移植となる[1]。

　手術に際しては神経の基本構造を理解し 図1 ，どこに糸をかけて修復するかイメージをもつことが重要である。

　*Waller変性とは，末梢神経切除後に生じる末梢側の退行変性である。軸索の崩壊に続いて髄鞘にも変化が生じる。最終的に末梢神経線維は消失し，シュワン（Schwann）細胞によるSchwann tubeに置き換わる[2]。

●麻酔

　上肢では伝達麻酔か全身麻酔で行い，下肢では脊椎麻酔か全身麻酔を用いる。

●手術体位

　損傷部位によって適切な体位をとる。上肢では仰臥位で手台を用いることが多い。下肢では損傷している神経に応じて体位を選択する。腓骨神経や坐骨神経では側臥位から腹臥位を選択する。腓腹神経を採取する場合は仰臥位でも行えるが，側臥位か腹臥位が採取しやすい。

手術進行

1. 皮切，展開
2. 神経縫合
3-1. 新鮮例の神経移植術
　　（総腓骨神経引き抜き損傷）
　　・展開
　　・移植神経の採取
　　・腓腹神経の移植
3-2. 陳旧例の神経移植術
　　（正中神経断裂）
4. 創閉鎖
5. 後療法

末梢神経損傷に対する神経修復術と神経移植術

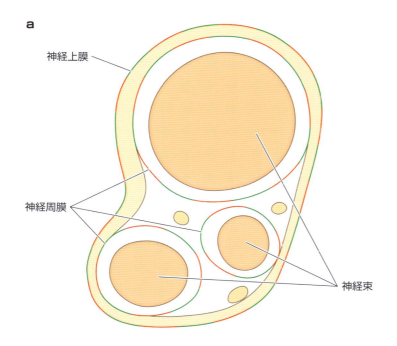

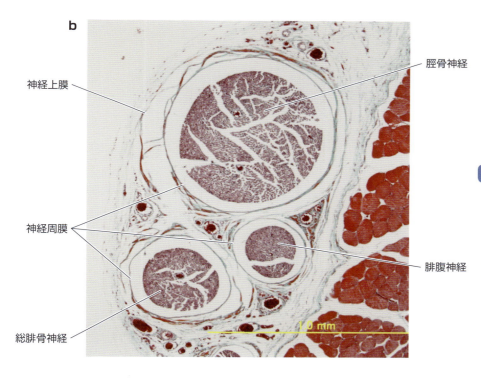

図1 末梢神経の基本構造

a：基本構造
b：ラット坐骨神経の横断像（大腿中央のレベル，マッソントリクローム染色）

脛骨神経，総腓骨神経，腓腹神経それぞれが神経周膜に覆われている。これら3本の神経束全体の外側に神経上膜がある。末梢で3本の神経束が分離してもそれぞれの神経周膜の外側に神経上膜が存在する。

 Fast Check
❶ 展開の際には，損傷部近位の健常な部位で神経を同定しておく
❷ 神経縫合時の緊張に留意する。緊張が強いと判断した場合は，神経移植が望ましい。
❸ 縫合部で再断裂を防ぐため適切な外固定を3週間行う。

手術手技

1 皮切,展開

手指や手掌では,通常Brunerのジグザグ皮切を用いている 図2。

特に近位では十分な皮切を追加して損傷神経の健常部分まで同定する。遠位でも健常な部分が確認できるまで展開する 図3。

手関節部での正中神経損傷の場合は手根管を開放することもある。合併損傷の有無も同時に確認する。

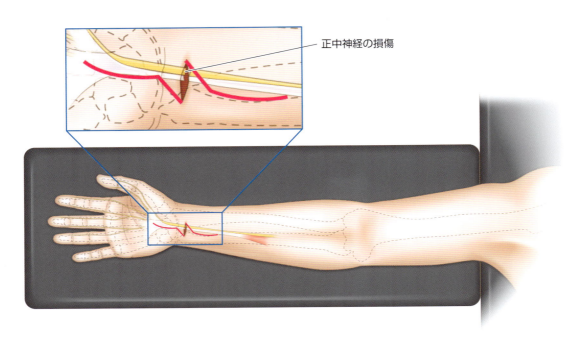

図2 皮切

切創を通るように近位と遠位にジグザグ切開を加える。

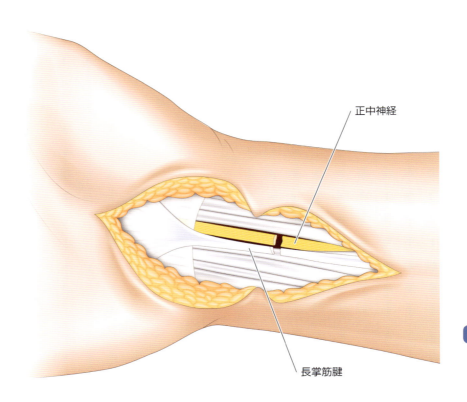

図3 損傷部の展開

損傷している正中神経と長掌筋腱を同定する。

2 神経縫合

神経縫合法には，神経上膜縫合 図4a，神経周膜縫合 図4b，神経上周膜縫合 図4c がある。どの縫合法を用いるかによる大きな差は生じない。手関節部での正中神経は，神経上膜内で数本の神経束に分かれている。捻れがないように両断端を合わせることが重要である。

それぞれの神経束が同定可能であれば，神経周膜縫合が理論的には最も優れている。しかし，神経束がミスマッチするとミスダイレクションによって機能回復が悪くなる。神経上膜縫合を行っても軸索は本来の神経束に誘導される場合が多い。

著者は神経上膜縫合か神経上周膜縫合を行っている。手関節部の正中神経では9-0ナイロンを用いて4～6針縫合している。

> **トラブル NEXUS view**
> 新鮮損傷で縫合可能と見込んでいても，実際には挫滅や広範囲な損傷を伴っている場合がある。損傷部をトリミングして生じた欠損を伴った神経に対して強い緊張で縫合すると，再断裂や極端な掌屈位固定が必要となり，トラブルを起こす。あらかじめ神経移植の可能性についても患者に説明しておくことが望ましい。

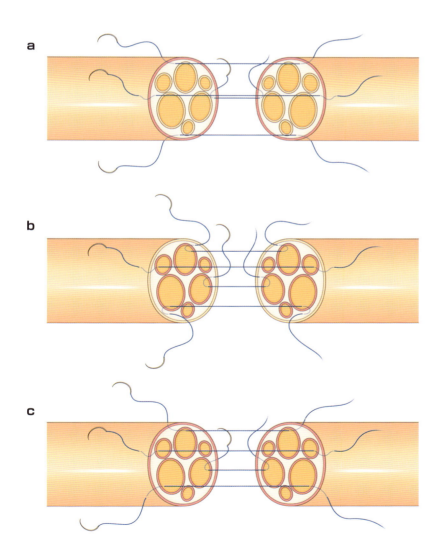

図4 神経縫合法

手関節部で正中神経は数本の神経束をもつので，神経の捻れがないように神経束の太さや配置を観察し，両断端を合わせるように縫合する。

a：神経上膜縫合法
b：神経周膜縫合法
c：神経上周膜縫合法

> **コツ&注意　NEXUS view**
>
> **部分損傷**
> 　正中神経や指神経が損傷する際，完全断裂ばかりとは限らない。神経の約半分が切れて残りは繋がっている部分損傷の場合もある。治療として3つが考えられる。
> 　①完全断裂にしてから縫合する。
> 　②神経内剥離を行い，損傷部分のみ縫合する。
> 　③部分神経束移植を行う。
> 　指神経損傷では，①の完全断裂にしてから縫合することもあるが，正中神経などの太い神経では②か③が適応となる。②では神経内を展開し，損傷した神経束を周囲から剥離して縫合する 図5 。神経内剥離を行っても欠損が生じる場合は，③の部分神経束移植を行う。

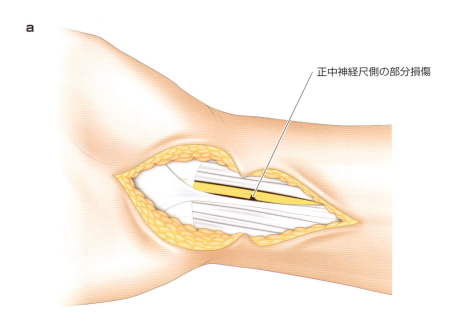

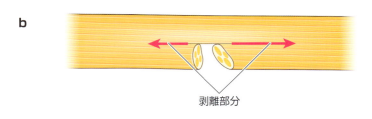

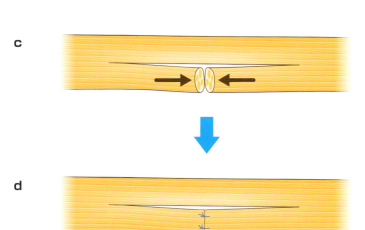

図5　正中神経の部分損傷に対する神経内剥離

a：正中神経尺側の部分損傷。
b：神経内剥離。神経の移動に必要な分だけ剥離する。
c，d：神経断端を寄せて縫合する。

3-1 新鮮例の神経移植術（総腓骨神経引き抜き損傷）

末梢神経の新鮮例であってもクリーンカットではなく，神経の挫滅や引き抜き損傷の場合には，神経移植が必要となる。

3cm以下の欠損では人工神経も使用可能であるが，ここでは自家神経移植について解説する。

展開

腹臥位にて，総腓骨神経損傷部から近位と遠位に皮切を加え，健常な神経を確認できるまで展開する 図6a 。新鮮例でも引き抜き損傷では広範囲な神経損傷が起こっている。

総腓骨神経が坐骨神経内からの引き抜き損傷だった場合 図6b ，坐骨神経内を剥離して腓骨神経の健常部を確認する。

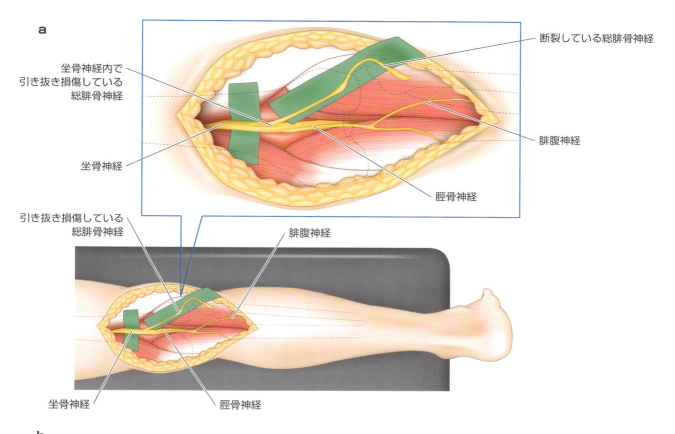

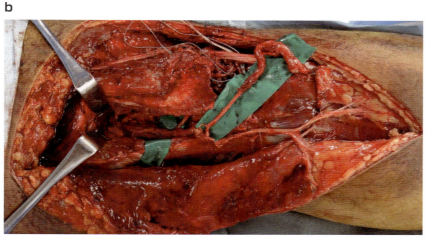

図6 総腓骨神経引き抜き損傷の新鮮例

a：健常な神経が確認できるまで展開する。
b：膝関節脱臼に伴った腓骨神経の引き抜き損傷例
皮切を遠位に延長して腓腹神経を採取する。総腓骨神経の遠位は腓骨頭後方で断裂している。損傷部分を切除すると欠損長は11cmとなった。

移植神経の採取

必要な神経の長さと太さによって採取する神経を決める。腓腹神経や前腕内側皮神経がよく用いられる。前腕内側皮神経では20cm以上，腓腹神経では30cm以上の採取が可能であり，何cmの欠損に対して何本の神経束を用いて再建するかによって移植神経を決定している。欠損長が11cmで，3本の神経束を用いるには33cm以上の移植神経が必要であるため，下腿後外側を展開し，腓腹神経を採取する 図6b 。

長さを揃えて3本の神経束からなる移植神経を形成する 図7a 。腓腹神経も前腕内側皮神経も途中で皮枝を分枝して遠位に行くに従い軸索数は減少する。移植神経の遠位と近位を入れ替えることで，軸索数の減少を防ぐことができる。移植神経を束ねる際にフィブリン糊を使用し，手術用のゴム手袋を適当なサイズに切ってバックグラウンドとして使用する 図7a 。

フィブリン糊を投与後に素早く丸めて立体的な形状にすることがポイントである 図7b 。最後に余分なフィブリン糊は移植前に切除しておく 図7c [3]。

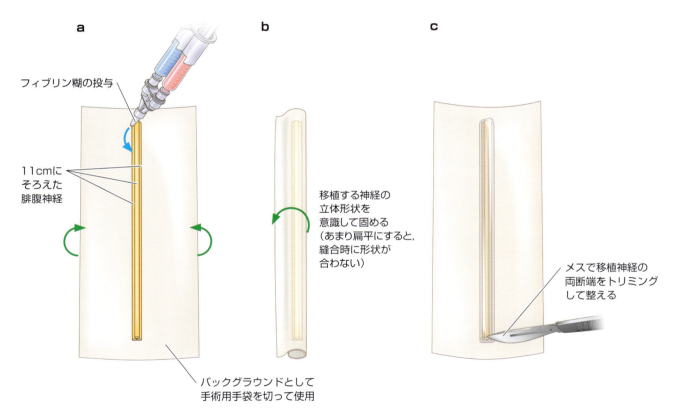

図7 移植神経の形成法

a：採取した腓腹神経を必要な長さにそろえる。移植神経を形成する際には遠位と近位を採取時と入れ替えて使用する。
b：移植神経を立体的に形成する。フィブリン糊を投与したらすばやくバックグラウンドを丸めて固まるのを待つ。
c：余分なフィブリン糊を切除する。

腓腹神経の移植

顕微鏡下に，移植神経の近位と遠位を9-0ナイロンで神経上膜縫合を行う 図8 。

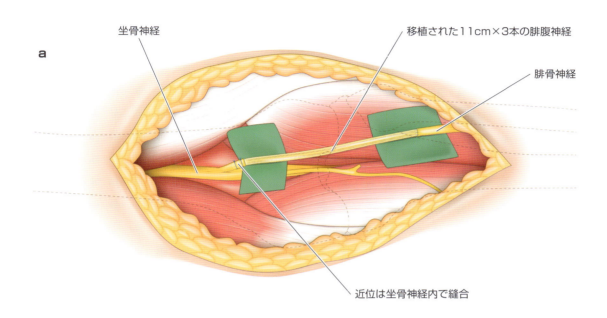

坐骨神経
移植された11cm×3本の腓腹神経
腓骨神経
近位は坐骨神経内で縫合

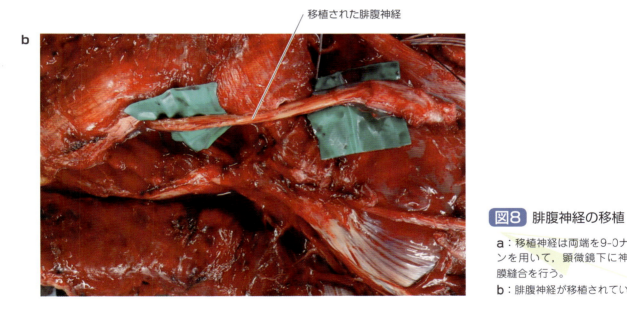

移植された腓腹神経

図8 腓腹神経の移植

a：移植神経は両端を9-0ナイロンを用いて，顕微鏡下に神経上膜縫合を行う。
b：腓腹神経が移植されている。

3-2 陳旧例の神経移植術（正中神経断裂）

陳旧性の神経損傷では，近位に断端神経腫が形成されており 図9a ，その部分を切除すると神経欠損が生じるため神経移植が必要になる。神経欠損部（5cm）に腓腹神経を5本束ねて移植する 図9b 。欠損部の長さの決定は，原則として中間位で行っている。

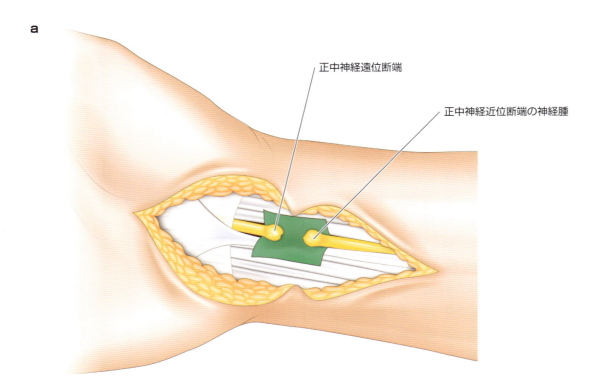

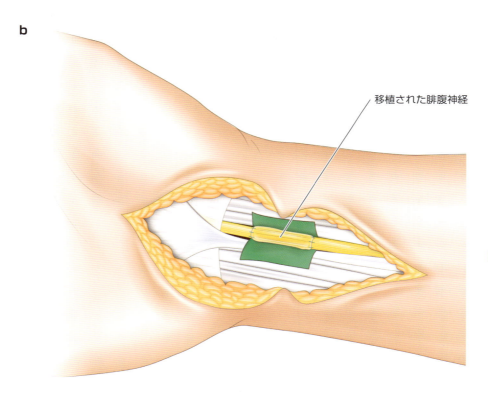

図9 陳旧性の正中神経断裂に対する神経移植

a：近位断端に形成された断端神経腫
b：断端神経腫切除後の神経欠損部（5cm）に腓腹神経を5本束ねて移植している。

4 創閉鎖

創閉鎖前に神経縫合部の緊張を確認する。必要に応じてドレーンを留置する。止血を確認して創閉鎖する。

5 後療法

再断裂しないように神経に緊張をかけない肢位で外固定を行う。外固定期間は3週間としている。

正中神経縫合の場合は，軽度掌屈位で3週間ギプス固定を行う。

腓骨神経に対して腓腹神経移植を行った場合も，長下肢ギプス固定を3週間行う。

固定除去後から徐々に可動域訓練，筋力訓練，その他の作業療法を行っている。損傷部から筋や皮膚などの効果器までの距離によって回復までの期間が異なる。神経移植を行う場合は，移植神経の長さによっても治療成績や回復までの期間が異なる。一般に移植神経は長くなるほど，治療成績は不利となる。長期の治療が必要なことを術前によく説明しておく必要がある。

文献

1) Griffin JW, Hogan MV, Chhabra AB, et al. Peripheral nerve repair and reconstruction. J Bone Joint Surg Am 2013；95：2144-51.
2) 伊藤鉄夫. 末梢神経の外科. 医学書院：東京；1977. p23-6.
3) 山本美知郎, 平田　仁. 陳旧例に対する神経移植. OS NOW Instruction 23 手の外傷. 金谷文則編. メジカルビュー社：東京；2012. p160-5.

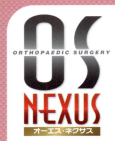

I. 基礎知識と末梢神経損傷

末梢神経損傷に対する人工神経を用いた再建術

京都第二赤十字病院整形外科　**藤原　浩芳**

Introduction

術前情報

　Sunderland分類 図1 [1] Ⅳ度以上の末梢神経損傷に対しては，神経縫合による修復が必要である．神経修復は損傷神経同士の直接縫合（epineural suture）が基本であるが，欠損が大きい場合には直接縫合できないことがある．無理に牽引して過緊張の状態で神経縫合を行うと，神経断端部の阻血とそれに伴う壊死，瘢痕形成などを惹起し，軸索の伸長を妨げ，神経の回復は不良となる．つまり緊張のない縫合（tension free repair）が神経縫合の基本であり，神経移植を用いた縫合部への緊張のない縫合のほうが，緊張を伴った無理な直接縫合よりもはるかに良好な回復が期待できる．

　神経欠損時の神経移植材料については，他家神経移植が入手できないわが国においては，自家神経移植がゴールドスタンダードである．自家神経は通常知覚神経を採取するが，自家神経移植には，採取部位の知覚障害や断端神経腫による疼痛の残存，採取部位によって長さに限界があるなどの欠点が存在する．一方，人工神経（神経再生誘導チューブ）はドナー側の問題がないこと，採取に要する時間がかからないため手術時間を短縮できることなどの利点がある．

● 手術適応

　四肢近位部の太い神経の欠損や比較的細い神経でも，神経欠損が30 mmを超える症例に人工神経を使用すると，回復が不良であったという報告が多く，また運動神経については現在のところ臨床成績が不明である．そのため，人工神経の適応は，欠損が30 mm以下の細い知覚神経である．特に20 mm以下の固有指神経の欠損に対する人工神経の成績は非常に良好である．

　運動神経を含む混合神経や直径が4 mmを超えるような太い神経に対しては，慎重に適応を考慮すべきである．

● 麻酔

　伝達麻酔下あるいは全身麻酔下で行う．固有指神経に対しては局所麻酔下でも行える．

● 手術体位

　体位は移植する神経の部位により異なる．
　基本的に駆血帯を使用して行うほうが安全・確実に施行できる．

手術進行

1. 損傷神経の展開
2. 神経断端の新鮮化
3. 人工神経の縫合
　・応用編
4. 創閉鎖
5. 後療法

●使用できる人工神経

現在国内で使用できる人工神経は，ナーブリッジ®（東洋紡）とリナーブ®（ニプロ）の2種類である 表1 。海外の人工神経はほとんどが中空構造であるのに対し，両者とも内部はコラーゲン線維で充填されており，神経再生に有利な構造になっている。

ナーブリッジ®はポリグリコール酸（PGA）からなる外筒であるのに対し，リナーブ®は外筒もコラーゲンでできている。この構造上の違いから，ナーブリッジ®はリナーブ®より強度があり，折れ曲りにくく，潰れにくい利点はあるが，関節部に移植すると早期のリハビリが行えない欠点がある。

リナーブ®は柔軟性があり，関節部への移植に適するが，吸収がPGAに比べ早期に起こるため，大きな神経欠損には不利な面もある。

どちらの人工神経を選択するかは，移植する部位，欠損の大きさなど症例に応じて使い分ける必要がある。著者らは，関節部に移植する場合にはリナーブ®を，2cm以上の欠損の場合にはナーブリッジ®を使用している。

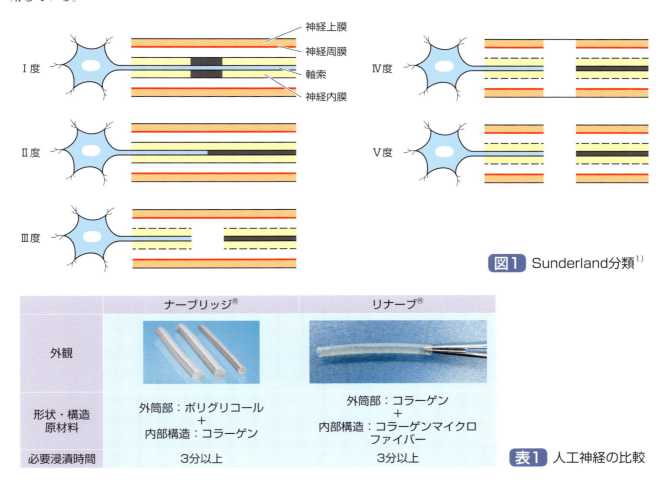

図1 Sunderland分類[1]

表1 人工神経の比較

❶人工神経の適応は，欠損が30mm以下の細い知覚神経である。
❷人工神経の縫合は，手術用顕微鏡あるいはサージカルルーペを使用して行う。

手術手技

1 損傷神経の展開

損傷した神経の近位端，遠位端を露出し 図2a ， 図3a ，神経縫合部への緊張度を低下させるために神経周囲を十分剥離することが重要である。

2 神経断端の新鮮化

良好な神経再生を得るためには，損傷した神経を十分に新鮮化する必要がある。

損傷後，時間の経過した症例では近位断端には偽神経腫を形成しており，偽神経腫を顕微鏡下に正常な神経線維束（funiculus）がみられるまで切除することが重要である 図2b ， 図3b 。

神経断端の新鮮化により必ず神経欠損が出現するが，神経周囲の剥離により神経欠損を少なくでき，2mm程度の欠損であれば直接縫合が可能である。しかし，それ以上の欠損においては無理な緊張下での神経縫合となるために，躊躇なく人工神経を使用する。

> **コツ&注意 NEXUS view**
> **直接縫合か人工神経か**
> 8-0ナイロンで容易に縫合できない場合，縫合糸が切れてしまう場合（緊張度が高い）は，直接縫合ではなく，人工神経を用いるべきである。

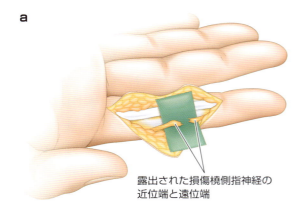
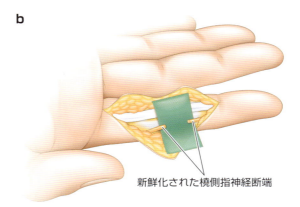

図2 損傷橈側指神経の展開と新鮮化
a：損傷橈側指神経の近位端と遠位端を露出
b：神経周囲の剥離・新鮮化

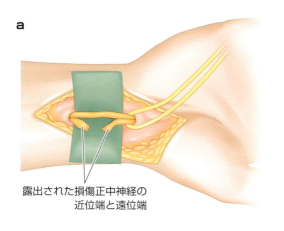
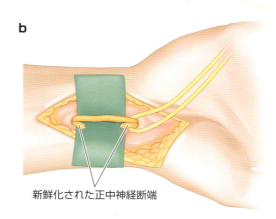

図3 損傷正中神経展開と新鮮化
a：損傷正中神経の近位端と遠位端を露出
b：偽神経腫断端の新鮮化

3 人工神経の縫合

移植される神経の径を計測し，若干大きめの人工神経を選択する 図4 ，図5 。規定の時間，生理食塩水に浸した人工神経を，新鮮化によって生じた間隙の長さより5mm程度長くなるように長さを調整する。例えば10mmの神経欠損であれば15mmの人工神経を使用する。

> **コツ&注意 NEXUS view**
> 関節近傍の位置に人工神経を設置した場合は，関節を動かして神経に余分な緊張がかからないか確認する。

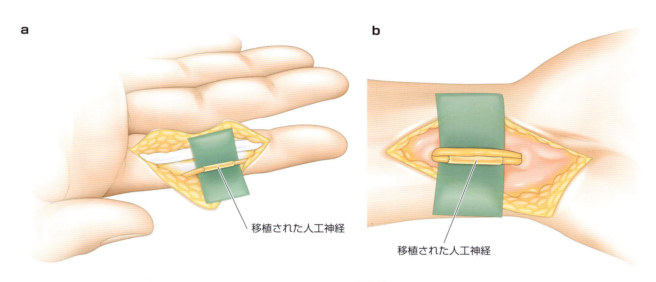

図4 人工神経を用いた再建術
a：約10mmの神経欠損の場合は15mmの人工神経を使用する。
b：約15mmの神経欠損の場合は20mmの人工神経を使用する。

①断端を十分に新鮮化する

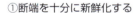

②糸は8-0のナイロン糸を使用する

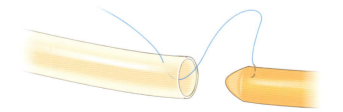

③神経を約2mm引き込み，2～3箇所縫合して同時に引き込む

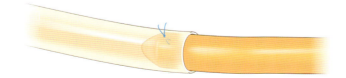

図5 人工神経の縫合法
人工神経の中に中枢および末梢の神経断端を2mmずつ引き込むように8-0ナイロン糸で縫合する。その際2針から3針程度かけておき，同時に人工神経内に引き込むようにすると縫合しやすい。

応用編

　人工神経を断端神経腫の治療に応用することが可能である。断端神経腫の多くは難治性で，薬物療法や凝固療法，手術療法など，さまざまな治療法が報告されている。しかし，術後の疼痛の残存や神経腫の再発が問題となり，いずれの治療法も成績は一定していない。

　断端神経腫 図6a を新鮮化した後に，神経近位端を人工神経に引き込んで縫合することにより 図6b ，整然とした軸索の再生が誘導され疼痛が消失する。

> **コツ&注意　NEXUS view**
> 断端神経腫の治療に人工神経を使用する際には，以下の点に注意する。
> ①断端の新鮮化を十分に行う。
> ②人工神経で絞扼することがないように，やや大きめの径を選択する。
> ③人工神経の長さは，再生神経が人工神経を超えないように30mm以上にする。
> ④人工神経の遠位端は，開放したままでも結紮でもどちらでもよい。

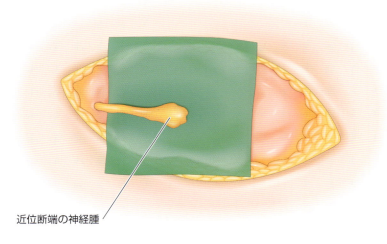

a

近位断端の神経腫

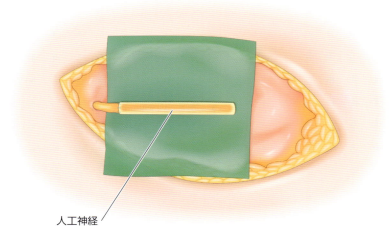

b

人工神経

図6 断端神経腫の治療に応用した人工神経
a：断端神経腫
b：新鮮化した神経近位端に引き込み縫合された人工神経

4 創閉鎖

　人工神経が皮膚と癒着しないように，可能な限り脂肪で覆うようにして皮膚を縫合する。

5 後療法

　人工神経を関節部あるいは関節近傍に移植した際は，人工神経から神経断端が外れることを防ぐためシーネ固定を行い，可動域訓練は約2週間後から行うようにする。

文献
1） Sunderland S. Nerve and Nerve Injuries.2nd Ed,Edinburgh：Churchill Livingstone；1978.

腕神経叢損傷 II

II. 腕神経叢損傷

腕神経叢節後損傷に対する神経移植術

近畿大学医学部整形外科学　柿木　良介

Introduction

　本来の腕神経叢節後損傷とは，脊髄神経根後根神経節より末梢で，末梢神経レベルまでの腕神経叢神経幹（trunk），神経束（cord），神経（nerve）での神経損傷である。神経根以遠の腕神経叢損傷は末梢神経損傷であるので，Seddonのneurotmesis（完全断裂），axonotmesis（軸索の断裂），neurapraxia（一過性神経伝導障害）に分類される 表1 [1]。

　axonotmesis，neurapraxiaであれば自然回復が十分期待できるので，腕神経叢損傷後の通常3カ月間は経過観察する。腕神経叢節後損傷は末梢神経の損傷と同じであるが，損傷部の直接修復は困難な場合が多く，遊離神経移植が行われる場合が多い。

　神経根部から神経幹部での損傷に対して，神経根と神経幹の間で遊離神経移植術を行った場合，注意しなければならないのが，再生神経が屈筋と伸筋の両方を支配するco-contractionとよばれる現象である[2]。よく発生するのがC5神経根と上神経幹の間に神経移植を行った場合の上腕二頭筋と上腕三頭筋の同時収縮である。そのため神経移植をする場合は，神経根（root）と神経束（cord）との間で神経移植を行うことが多い。また肩関節機能再建にC5神経根と肩甲上神経間に神経移植 図1 を行うこともある。

　腕神経叢の節後損傷では，鎖骨-第1肋骨間，烏口突起-小胸筋部で損傷されることも多い。また，腕神経叢から分枝した末梢神経レベルで損傷されることも多く，quadrilateral spaceでの腋窩神経損傷，肩甲上切痕，肩甲棘基部での肩甲上神経損傷，肩甲骨関節窩下縁での腋窩神経損傷の発生がよく知られている。

術前情報

●手術適応

　損傷がaxonotmesis，neurapraxia であれば神経剥離術の適応になるが，neurotmesisと判断されたときには損傷部を切除し，自家神経移植が適応となる。移植神経の縫合部で神経再生は遅くなるので，移植神経の長さは8cmを超えないようにしている[3]。

●診断のポイント

　節後損傷は，知覚障害の領域，筋肉麻痺の局在のほか，前鋸筋機能，Horner徴候，神経伝導検査，体性感覚誘発電位（somatosensory evoked potential；SEP），合併する骨折の場所などから診断する。

①知覚障害の領域，筋肉麻痺の局在

②前鋸筋は，C5，C6，C7神経根の後根神経節のすぐ末梢から分枝する3本の神経枝が合流して形成される長胸神経により支配されている。腕神経叢損傷での長胸神経麻痺の合併は，C5，C6，C7神経根の節前損傷である可能性が高い[3]。

③Horner徴候は，交感神経線維が視床から出て頸部交感神経幹に入る途中にC8，Th1神経根の後根を通過するので，腕神経叢損傷にHorner徴候を合併すれば，C8，Th1神経根の節前損傷の可能性がある[3]。

④神経活動電位が検出されない場合は，後根神経節と末梢神経の連続性が断たれたことを意味し，節後損傷の可能性がある[3]。逆に知覚神経活動電位が検出される腕神経叢損傷は，節前損傷の可能性が高い。

⑤最終的には，術中に神経根を直接電気刺激して，SEPが健側の大脳皮質体性感覚野で誘発され，それより末梢の神経支配を受ける筋肉の収縮が認められなければ，節後損傷と診断できる[3]。

手術進行

1. 鎖骨上部の皮切，展開
2. 外頸静脈と鎖骨上神経の処置
3. 頸横動静脈と肩甲舌骨筋の処置
4. 腕神経叢内から神経根の分離
5. 体性感覚誘発電位（SEP）の測定
6. 鎖骨下部の皮切，展開
7. 烏口突起から烏口腕筋と上腕二頭筋短頭筋腱付着部の骨切り，小胸筋の切離
8. 大胸筋上腕骨付着部の切離と腕神経叢の展開
9. 末梢神経の電気刺激による損傷部の検索
10. 足部からの腓腹神経の採取
11. 腓腹神経の移植
12. 創閉鎖

⑥肩甲骨が胸郭から引き離された肩甲骨胸郭解離（scapula-thoracic dissociation）があれば，肩甲上神経の損傷が強く疑われる。肩甲上神経損傷には，腋窩神経損傷を合併することが多い。鎖骨骨折，第一肋骨骨折，烏口突起骨折の合併も，腕神経叢損傷部位の確定の助けになる。

●麻酔

全身麻酔で行う。術中に神経刺激を行って神経を同定するので，筋弛緩薬は導入時のみに使用する。

●手術体位

背部にスポンジ枕を挿入して患側をやや上方にし，顔面を健側向けて，上半身を30°程度挙上させて，腕神経叢にアプローチしやすい肢位をとる 図2。体位がとれたら，SEPのセッティングを行う。頭頂部Cxから健側に約5cm外側，2cm後方に電極を置き，不感電極は前頭部nasionにおく。

1度	neurapraxia（一過性神経伝導障害）	髄鞘のみの損傷	自然回復可能
2度	axonotmesis（軸索の断裂）	Tinel徴候がみられる	時として自然回復可能
3度	neurotmesis（完全断裂）	損傷部位により遠位でWaller変性が起こる	自然回復は困難

表1 末梢神経障害の分類（Seddon分類）

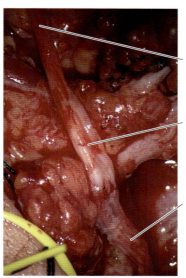

図1 C5神経節後損傷に対する神経移植

C5神経根と肩甲上神経の間に腓腹神経を移植している。

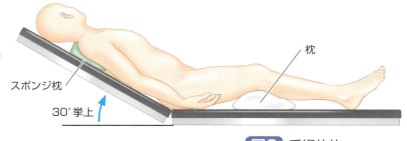

図2 手術体位

❶診断には，麻痺筋，知覚神経麻痺の局在，合併骨折，電気生理学的手法により総合的に判断する。
❷新鮮開放断裂以外は，受傷後少なくとも3カ月ほどは経過観察し，神経の自然回復傾向をチェックする。
❸神経再建術は，受傷後6カ月以内に行う。それ以降は筋肉移行術・移植術の適応を考慮する。
❹節後損傷神経根を神経源として用いる場合には，神経根（root）と神経束（cord）との間に神経移植を行い，co-contractionの予防に努める。
❺遊離神経移植術には，腓腹神経もしくは鎖骨上神経を用いることが多く，長さは8cm未満とする。

手術手技

1 鎖骨上部の皮切，展開

　胸鎖乳突筋の外側から鎖骨の頭側約2cmを鎖骨と平行に約10cmの皮切をおく 図3a 。

　皮下，その下層にある広頚筋を皮切に沿って電気メスで切離する。広頚筋を切開するときは，広頚筋の裏にモスキート鉗子を挿入し 図3b ，少しずつ切って，その深層にある外頚静脈と鎖骨上神経を傷つけないように注意する。

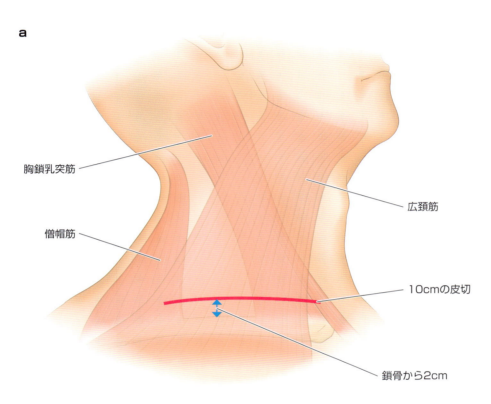

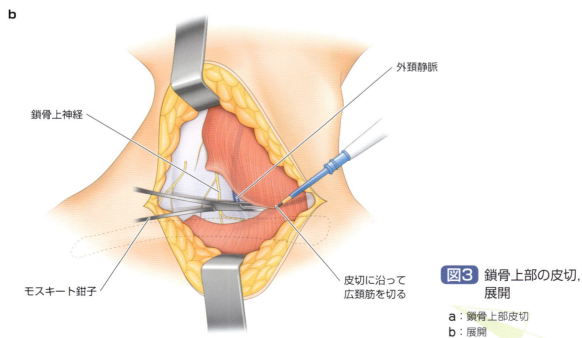

図3 鎖骨上部の皮切，展開
a：鎖骨上部皮切
b：展開

2 外頸静脈と鎖骨上神経の処置

　皮下脂肪組織と広頸筋を切離すると，皮切と直交する方向に外頸静脈およびその枝と数本の鎖骨上神経がでてくる．これらをモスキート鉗子で丁寧に剥離し，ベッセルテープをかけて保護する．細い皮下静脈，鎖骨上神経は切離してもいいが，最初はすべてを残すようにしてその後，展開の障害になる細いものだけを切離する．さらに必要に応じて僧帽筋を鎖骨から外側方向に切離して，胸鎖乳突筋と僧帽筋の間を展開すると，その深層に脂肪組織が現れるが，モスキート鉗子で丁寧に剥離しながら皮切と同方向に切離する 図4．

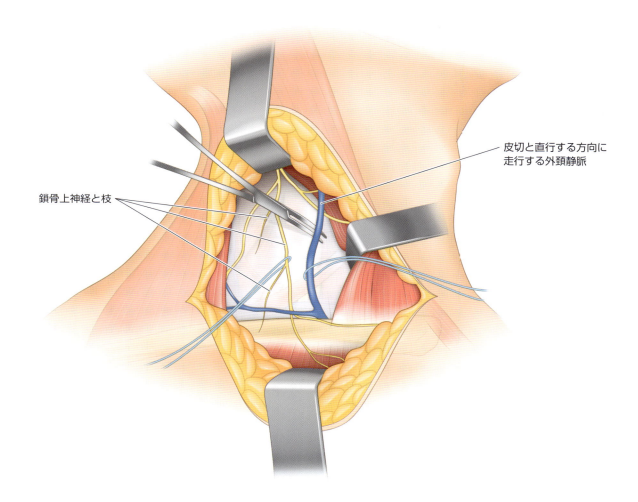

図4 外頸静脈と鎖骨上神経の処置

3 頸横動静脈と肩甲舌骨筋の処置

　脂肪組織の中に頸横動静脈がみえてくる（脂肪組織は頭側と尾側によけて温存し，創閉鎖時に縫合する）。モスキート鉗子で血管周囲を丁寧に剥離しながら，ベッセルテープをかけるようにする。ただし腕神経損傷が強い場合には，この血管は断裂している場合もある。

　脂肪組織の下層に肩甲舌骨筋がほぼ真横に走行する。これもモスキートで丁寧に剥離し，肩甲舌骨筋の裏に細いネラトンカテーテルを通し，肩甲舌骨筋を持ち上げると，皮切と直交する方向に腕神経叢を確認できる 図5 。損傷の強い腕神経叢は，周囲を瘢痕組織につつまれ，固い膠状になっていることが多い。

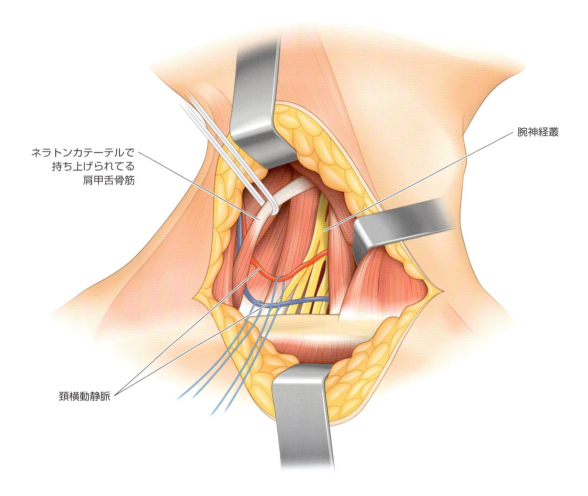

図5 頸横動静脈と肩甲舌骨筋の処置

4 腕神経叢内から神経根の分離

　腕神経叢の走行に沿って，11番メスで腕神経叢周囲の固い膠状の組織を切離すると中から神経根，神経幹が現れる。それをモスキート鉗子で丁寧に中枢に剥離し，各神経根を神経孔まで追いかける。

　C5，C6神経根のやや後方尾側にC7神経根が確認できる 図6 。C8神経根，Th1神経根の剥離操作では，鎖骨下動静脈を前方によけてから，上から覗き込むように行うが，出血の多い場合には，C8神経根，Th1神経根はあえて剥離しないこともある。

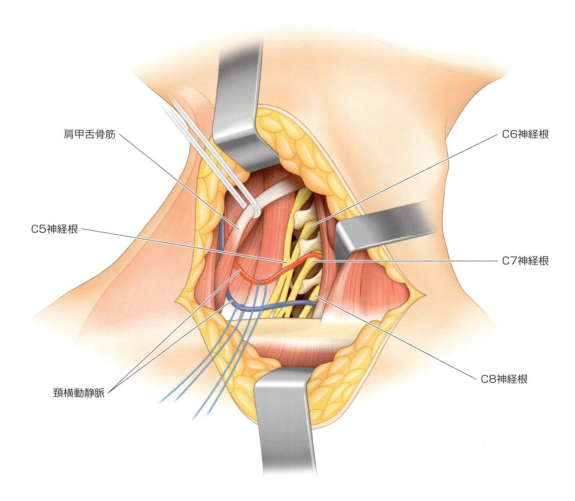

図6 鎖骨上部での腕神経叢内の展開（C5，C6，C7神経根の確認）

5 体性感覚誘発電位（SEP）の測定

各神経根を1～2mAで刺激する。SEPが得られた場合で，かつ末梢の神経根支配筋に収縮のみられない場合に節後損傷と診断できる。腕神経叢損傷ではほとんどの場合，有連続性神経損傷であるので，神経根刺激でその支配筋に収縮のみられた場合は，時に判断に苦慮することがある。

6 鎖骨下部の皮切，展開

鎖骨より三角筋大胸筋間上を腋窩前方に達した後，内側にまげて腋窩部遠位より上腕動脈の拍動に沿った皮切をデザインする 図7a 。

皮下で橈側皮静脈を内側によけて，三角筋大胸筋間より烏口突起を展開する 図7b 。

> **コツ&注意 NEXUS view**
>
> おおむね受傷後6カ月以内に手術して，収縮がかなり力強く，かつ収縮が支配筋の全体に及んでいる場合には，今後神経回復が期待できる可能性があると判断し，神経剝離を選択する。
>
> しかし収縮が支配筋の一部に限定的に，それも弱い収縮のみられる場合には，神経損傷部を特定し，遊離神経移植を使った神経再建を行う。

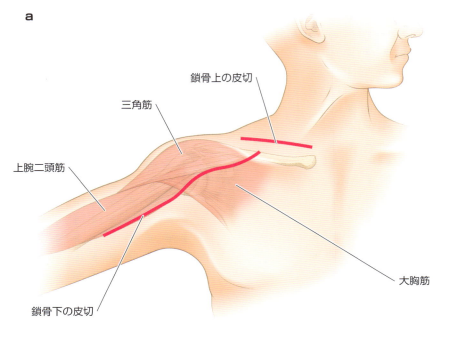

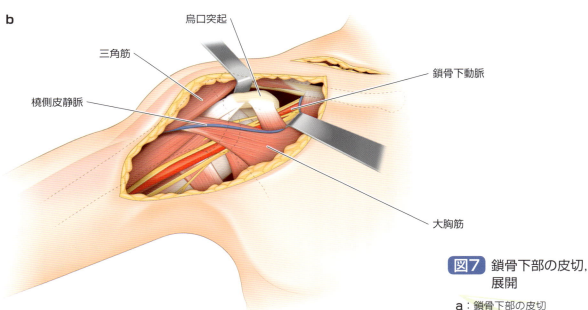

図7 鎖骨下部の皮切，展開
a：鎖骨下部の皮切
b：烏口突起の展開

7 烏口突起から烏口腕筋と上腕二頭筋短頭筋腱付着部の骨切り，小胸筋の切離

烏口突起の下にモスキートペアン鉗子を挿入し（その下層にある腕神経叢を傷つけないように），烏口腕筋，上腕二頭筋短頭筋腱を烏口突起付着部の骨を薄くつけてノミで切離する 図8b。

その後，小胸筋を烏口突起から切離すると，下層に腕神経叢と鎖骨下動静脈が確認できる 図8b。

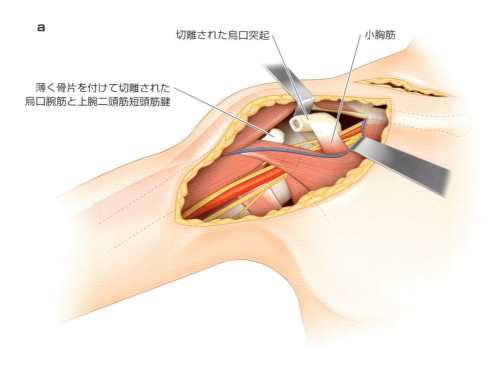

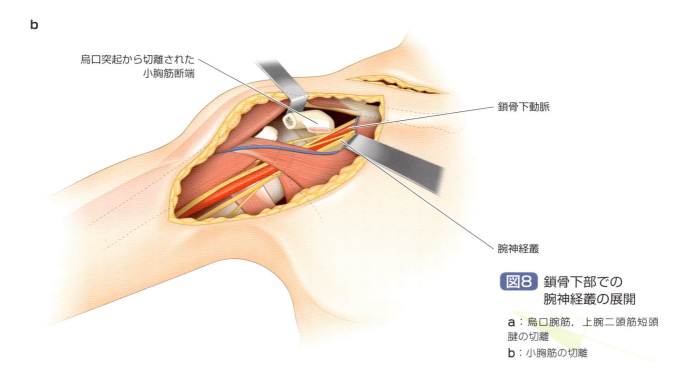

図8 鎖骨下部での腕神経叢の展開
a：烏口腕筋，上腕二頭筋短頭腱の切離
b：小胸筋の切離

8 大胸筋上腕骨付着部の切離と腕神経叢の展開

　腕神経叢を遠位に展開し，腕神経叢と大胸筋上腕骨付着部の下を丁寧に剥離し，大胸筋上腕骨付着部の上部1/2を切離する。次に腕神経叢を鎖骨下動静脈とともに中枢に剥離し，鎖骨上で展開した腕神経叢と連続させる。この操作によりほぼ腕神経叢の全体が展開できる 図9 。

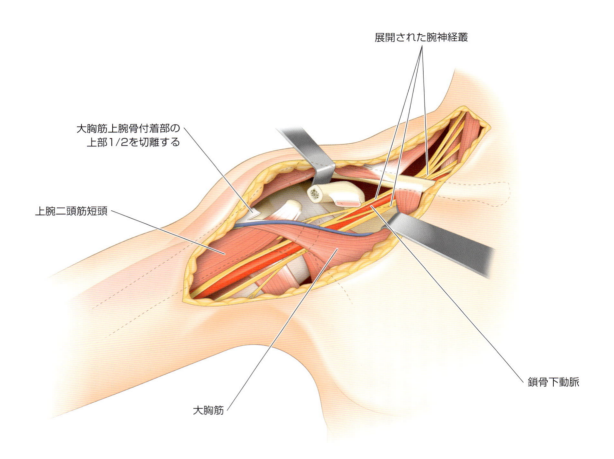

図9 腕神経叢全体の展開

大胸筋上腕骨付着部の上部1/2を切離すると腕神経叢のほぼ全体が展開される。（なお，ここでは鎖骨上と鎖骨下の皮切を連続させてある。）

9 末梢神経の電気刺激による損傷部の検索

術中の神経刺激で，末梢の筋肉の収縮が認められない場合やSEPが導出できない場合は，損傷神経の切除と遊離神経移植を行う。

神経移植を行う場合は，神経損傷部を切離し，中枢，末梢の神経断端にきれいな神経束が認められるところまで損傷神経部を切除する。

> **コツ&注意 NEXUS view**
> 神経刺激により末梢の筋肉に軽度の収縮を認めたり，わずかにSEPを認める場合には，受傷からの期間，患者年齢などを考慮して，神経剥離にとどめるか神経移植をするかを決定する。

10 足部からの腓腹神経の採取

腓骨外果先端より2cm中枢2cm後方に腓骨に沿って約2〜3cmの皮切を加える 図10a。
皮下を注意深く剥離すると腓腹神経がみえる。腓腹神経にベッセルテープをかけ，軽く腓腹神経を牽引し，さらに中枢の腓腹神経の位置を確かめて，最初の皮切の約4〜5cm中枢に2cmの第2の皮切を作製し，皮下を剥離して腓腹神経を剥離する 図10b。

神経欠損の長さに応じてこの操作を繰り返し，必要な長さの腓腹神経を採取する。損傷神経が太い場合には，2重，3重折で腓腹神経を採取する。移植距離が短い場合には，鎖骨上神経を移植神経として用いてもよい。

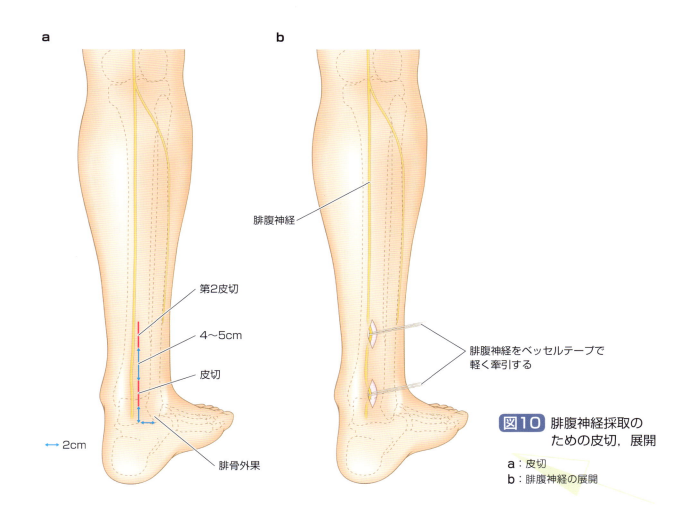

図10 腓腹神経採取のための皮切，展開
a：皮切
b：腓腹神経の展開

11 腓腹神経の移植

腓腹神経は原則として，逆行性に移植し，顕微鏡下に縫合する（図1 参照）。2重折，3重折にして移植する場合は，フィブリン糊で神経を束ねた後，長さを調整する 図11 。

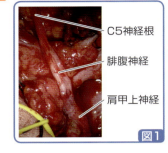

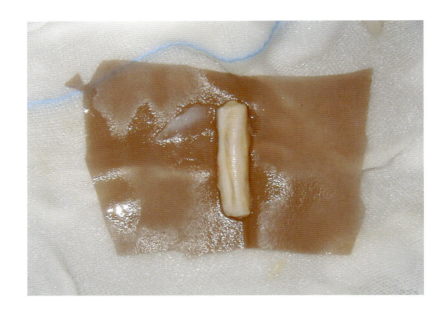

図11 腓腹神経
腓腹神経は2重折にして周囲にフィブリン糊をつけて一塊とし，必要な長さに調整する。

12 創閉鎖

顕微鏡下に神経縫合を行い，十分層部を洗浄する。創閉鎖時に鎖骨上では，腕神経叢上の温存した脂肪組織を縫合する。鎖骨下では，上腕二頭筋短頭筋と小胸筋が付着した骨片を太い糸で烏口突起に縫着する。また大胸筋の切離した部分も上腕骨付着部に縫着したのちに創閉鎖する。

文献
1) Seddon HJ. Surgical disorders of peripheral nerve injuries. 2nd edition. Edinburgh：Churchill Livingstone. 1972.
2) Leffert RD. Brchial Plexus Injury. New York：Churchill Livingstone. 1985.
3) 整形外科 MOOK 51 腕神経叢麻痺の診断と治療. 伊丹康人, 西尾篤人編. 東京：金原出版. 1987.

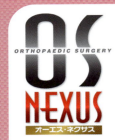

II. 腕神経叢損傷

上位型腕神経叢麻痺に対する尺骨神経部分移行術による肘屈曲再建法

JA北海道厚生連帯広厚生病院整形外科・手外科センター　本宮　真

Introduction

　上位型（C5-6, C5-7）の腕神経叢麻痺では，肩関節機能および肘関節機能が障害される。麻痺の回復を認めない場合には，基本的に腕神経叢を直接展開して修復を行う必要がある。しかしながら，節前損傷や腕神経叢の展開では回復が期待できない症例，回復不良の症例に対する再建法として，神経移行術，筋腱移行術，関節固定・制動術がある。

　神経移行術は正常な神経の一部を損傷された神経の末梢に移行することで，麻痺筋の再支配を獲得する手術法であり，後述するOberlinら[1]によって報告された尺骨神経部分移行術による肘屈曲再建をはじめ，さまざまな神経移行術の組み合わせにおいて優れた成績が報告されている。神経移行術では損傷の及んでいない正常部位において低侵襲で簡便に手術が可能であり，motor point（神経筋接合部）近くで神経修復を行うため早期の神経再支配が期待できる。また，神経線維の一部のみを移行するため，ドナー神経の機能障害も問題となることは少ない。

　ここでは，上位型の腕神経叢麻痺に行われることの多い神経移行術のうち，最も代表的な尺骨神経部分移行術による肘屈曲再建法について解説する。神経移行術は簡便で非常に有用な手術法であるが，いくつかのピットフォールに注意して手術を行う必要がある。

術前情報

●手術適応

　上位型C5-6損傷またはC5-7損傷で尺骨神経機能が温存されている症例（尺骨神経支配領域の筋肉が徒手筋力検査で4以上残されてる症例）や麻痺筋のviabilityが残されている症例（受傷から6～9カ月未満が望ましい）が適応となる。

　尺骨神経機能の温存されていない症例では，肋間神経移行など，他の再建法を検討する必要がある。

　尺骨神経線維を上腕二頭筋へ部分移行するのみでは回復が期待できない症例では，同時に正中神経の一部を上腕筋へ移行するdouble nerve transferの有用性が報告されている[2]。

●麻酔

　全身麻酔で行う。術中に電気刺激を行い，神経や神経線維束の評価を行うため，事前に麻酔科医に術中の筋弛緩の調整に関して依頼しておくことが重要である。

●手術体位

　仰臥位，肩外転・外旋位にて行う。駆血帯は使用しない。

　術前に肩関節の拘縮をきたし，肩関節の外転および外旋が制限されているとかなり手術がやりにくくなる。術前に拘縮の予防および除去目的のリハビリテーションを行っておくことが重要である。

手術進行

1. 皮切，筋皮神経の展開
2. 尺骨神経の展開
3. 尺骨神経の神経束剥離
   ・神経線維束の剥離
   ・移行する神経線維束の選択
4. 神経縫合と創閉鎖
5. 後療法と術後成績
   ・後療法
   ・術後成績

 Fast Check

① 上腕中枢1/3部で筋皮神経の上腕二頭筋枝を同定し，十分な長さで切離する。
② 上腕中枢1/3部で尺骨神経を同定し，顕微鏡下に神経線維束剥離を行い，術中の電気刺激にて外在筋（尺側手根屈筋）の収縮が最大となる神経線維束（内側であることが多い）の1，2本を選択し，十分な長さで切離する。
③ 緊張のない状態で顕微鏡下に尺骨神経の線維束と筋皮神経上腕二頭筋枝を端端縫合する。
④ 神経の手術は2～4倍程度の拡大鏡を使用して行い，atraumaticな手技を心がける。

手術手技

1 皮切，筋皮神経の展開

上腕中央1/3部の上腕二頭筋筋腹の内側に縦切開を加える 図1 。

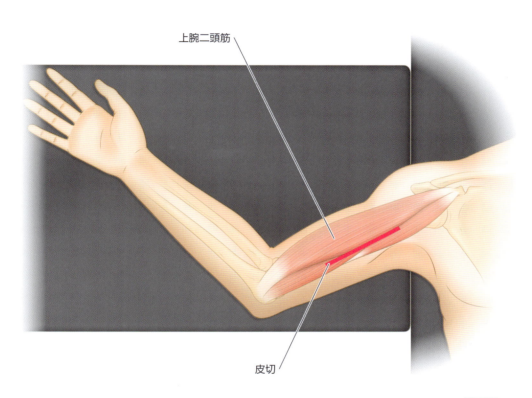

図1 皮切

肩外転・外旋位にて，上腕中枢1/3部の上腕二頭筋筋腹内側に沿って約15cmの皮切をおく。

筋皮神経を同定し，上腕二頭筋枝を同定する。上腕二頭筋枝を筋皮神経の本幹中枢へ向かって長めに剥離しておく。筋皮神経は，上腕二頭筋枝・上腕筋枝・外側前腕皮神経の3つに分かれるが，上腕二頭筋枝が筋肉に入る部分までしっかり確認することが重要である 図2 。

> **コツ&注意 NEXUS view**
>
> 上腕二頭筋枝は2本存在することが多く，筋皮神経から分岐した後に筋肉に入る直前に分岐するcommon typeと，筋皮神経本幹から別々に分岐するseparate typeが存在するので，どちらのタイプかをしっかり確認する 図2 。

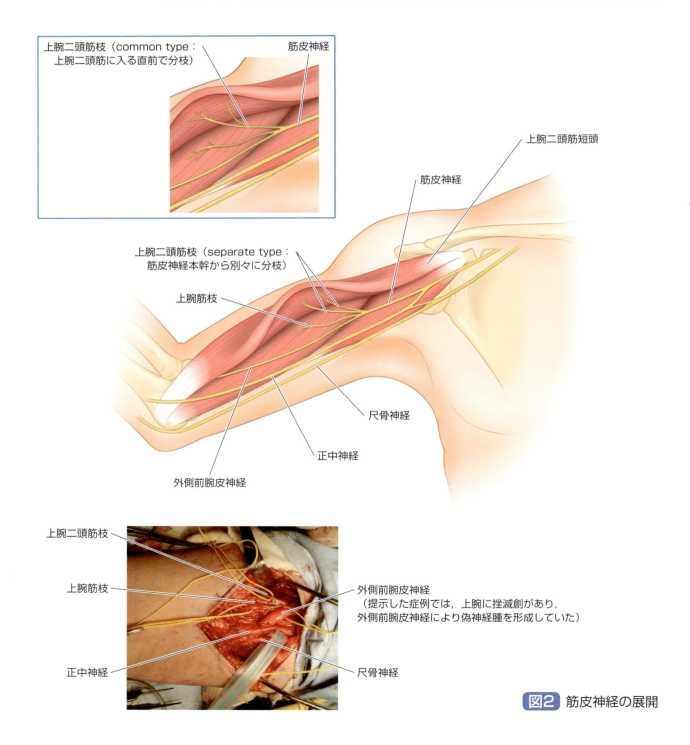

図2 筋皮神経の展開

2 尺骨神経の展開

上腕中央1/3部で尺骨神経を同定する 図3 。

> **コツ&注意 NEXUS view**
> 　正中神経・内側前腕皮神経などが尺骨神経に近接しているため 図3 ，同定が困難な場合には術中電気刺激により確認する。
> 　尺骨神経は正中神経・上腕動脈より後方に位置するため 図3 ，特に肩関節の拘縮により肩外旋制限があるとかなり深い位置に存在し，同定に難渋することがある。

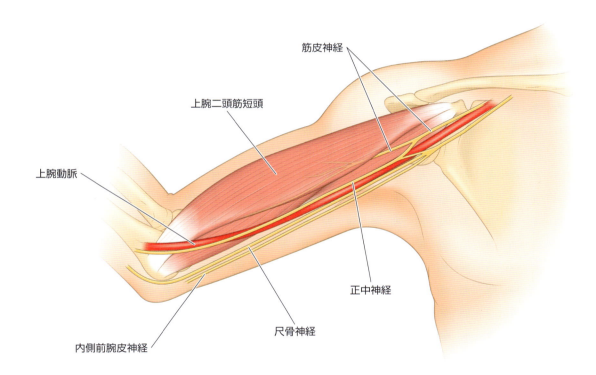

図3 尺骨神経の展開

3 尺骨神経の神経線維束剥離

神経線維束の剥離

顕微鏡下に尺骨神経の内側の神経周膜を切開し，神経線維束を剥離する 図4 。術中の電気刺激により，外在筋（尺側手根屈筋）の収縮が大きい神経線維束を1，2本選択し，なるべく長く神経線維束を剥離する。

移行する神経線維束の選択

尺骨神経部分移行に利用する神経線維束は，運動ニューロンの数が多く，かつ力強い収縮が得られ，内在筋の麻痺による巧緻運動障害を生じないものを選択する必要がある。術中の電気刺激により外在筋の収縮が大きく，内在筋（小指外転筋または第1背側骨間筋）の収縮が少ない線維束を選択すると成績がよいとされている[3]。

尺骨神経の外在筋を支配している神経束は，内側寄りに存在するとされており，顕微鏡下に内側寄りの神経線維束を2～3本剥離した後，電気刺激で尺側手根屈筋の収縮が大きく，内在筋の収縮が小さいものを移行神経として選択している。

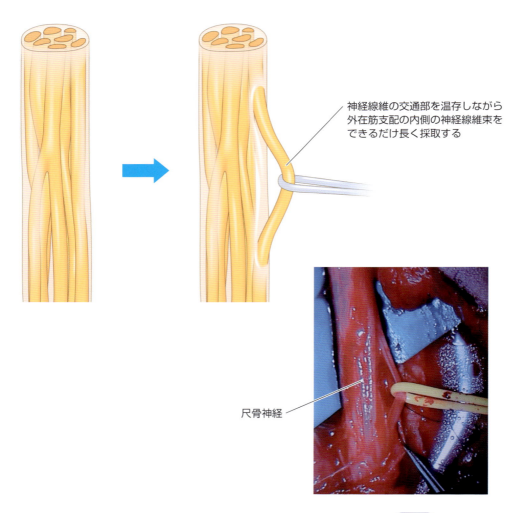

図4 尺骨神経の神経線維束剥離

コツ&注意 NEXUS view

尺骨神経の神経麻痺を生じないよう，移行する神経線維は基本的に1本としているが，上腕二頭筋枝が2本存在するseparate typeや尺骨神経の線維束が細い場合には，2本の神経線維束の移行を検討する．移行の際に緊張が加わらないよう，なるべく長く神経線維束を採取する．

尺骨神経は上腕レベルでは6～10本の神経線維束に分かれている．神経線維束間の合流・分岐が存在するため，なるべく遠位側の剥離は合流・分岐の手前までとする．神経線維束採取部よりも末梢に合流・分岐を残すことで，神経線維束採取に伴う脱神経症状が緩和されると考えられる．

電気刺激はバイポーラ電極を使用し，0.2～1mAの刺激で使用している．筋収縮に関しては肉眼的評価に加えて，針電極を外在筋（尺側手根屈筋）および内在筋（小指外転筋または第1背側骨間筋）に刺入し，筋電計にて収縮を客観的に確認している 図5．

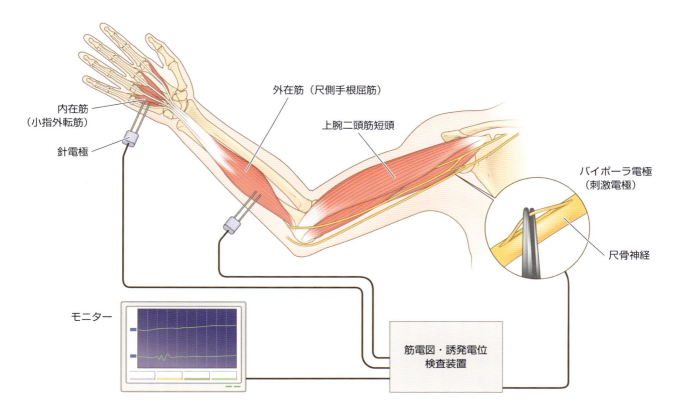

図5 電気刺激による移行神経線維束の確認

4 神経縫合と創閉鎖

　筋皮神経の上腕二頭筋枝と移行する尺骨神経が緊張なく届く位置で両神経を切離する 図6 。緊張が加わらないよう，顕微鏡下に両神経を縫合する。

　両神経にゆとりがある場合には，より早期の神経再支配を期待できるようになるべく縫合部がmotor pointの近くとなるようにする。

　神経縫合は顕微鏡下に9-0または10-0ナイロン糸を用いて，bucklingを生じないよう丁寧に行う。

　肘・肩関節の他動運動により縫合部に緊張が加わらないことを確認する。もし吻合部に緊張が加わる場合には，尺骨神経本幹の剥離を遠位近位へ追加し，尺骨神経全体を前方へ移動させ，緊張の緩和を図る。

　十分に止血を行い，ドレーンを留置して閉創する。

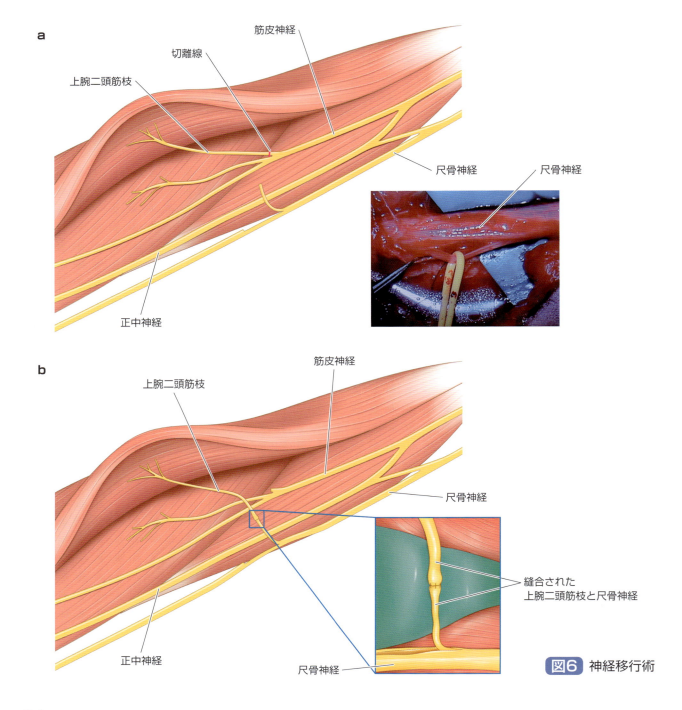

図6 神経移行術

5 後療法と術後成績

後療法

術後3週間,三角巾による外固定を行う。

3〜6カ月以内に再支配が期待できる。神経再支配まで,リハビリテーションにて関節拘縮の予防および低周波による筋萎縮の予防を行う。

筋再支配後は,バイオフィードバックを用いた筋力訓練を積極的に行っていく。

術後成績

最終的な肘屈曲機能は,年齢・受傷からの期間・術前の尺骨神経機能などに依存するが,徒手筋力検査で4程度の筋力が獲得可能である。

尺骨神経領域の一過性の運動麻痺を生じることがあるが,多くが神経再支配の前までに改善する。

軽度の尺骨神経領域のしびれが残存することがあるが,機能的に問題とならないことが多い。

文献

1) Oberlin C, Béal D, Leechavengvongs S, et al. Nerve transfer to biceps muscle using a part of ulnar nerve for C5-C6 avulsion of the brachial plexus: anatomical study and report of four cases. J Hand Surg Am 1994;19:232-7.
2) Mackinnon SE, Novak CB, Myckatyn TM, et al. Results of reinnervation of the biceps and brachialis muscles with a double fascicular transfer for elbow flexion. J Hand Surg Am 2005;30:978-85.
3) Suzuki O, Sunagawa T, Yokota K, et al. Use of quantitative intra-operative electrodiagnosis during partial ulnar nerve transfer to restore elbow flexion: the treatment of eight patients following a brachial plexus injury. J Bone Joint Surg Br 2011;93:364-9.
4) Wolfe SW, Hotchkiss RN, Pederson WC, et al. Green's Operative Hand Surgery, 7th Edition. Philadelphia;Churchill Livingstone.

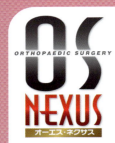

II. 腕神経叢損傷

上位型腕神経叢損傷に対する副神経移行術・上腕三頭筋枝移行術による肩関節機能再建法

JA北海道厚生連帯広厚生病院整形外科・手外科センター　本宮　真

Introduction

上位型の腕神経叢麻痺に行われる神経移行術のうち最も代表的な手術は，尺骨神経部分移行術による肘屈曲再建法であるが，そのほか，腕神経叢を直接展開せずに末梢で行う副神経移行術および橈骨神経上腕三頭筋枝移行術による肩機能の再建法がある。

神経移行術は簡便で非常に有用な手術法であるが，いくつかのピットフォールに注意して手術を行う必要がある。

術前情報

●手術適応
①上位型腕神経叢損傷の節前損傷または腕神経叢修復後の回復不良例，
②副神経支配の僧帽筋および橈骨神経支配の上腕三頭筋の筋力が保たれている症例（特にC5-7損傷例では，上腕三頭筋の筋力が徒手筋力検査で4以上残されていることを確認する），
③肩甲上神経・腋窩神経合併損傷例
に適応がある。

腕神経叢の節後損傷が疑われる場合には，腕神経叢の展開・修復と同時に前方より副神経を展開して肩甲上神経への神経移行を検討する。

腕神経叢麻痺の展開は他項を参照にしていただき，ここでは末梢での神経移行術を解説する。

●麻酔
全身麻酔で行う。術中に電気刺激を行い，神経の局在を確認できるよう，事前に麻酔科医に術中の筋弛緩の調整に関して依頼しておくことが重要である。

●手術体位
側臥位にて行う。

肩甲上神経を全長で展開できるよう肩周囲に空間を確保する。上腕部での橈骨神経の展開を容易にするため，肩屈曲90°で上肢を保持できるよう手台をセッティングする 図1 。

ベッドのローテーションが可能な状況となるよう，頭部と骨盤を固定し，術前にローテーションのリハーサルを行い，回旋可能な角度を確認しておく。

手術進行

副神経→肩甲上神経移行術
1. 皮切
2. 肩甲上神経の展開
3. 副神経の展開
4. 神経縫合

上腕三頭筋枝→腋窩神経移行術
1. 皮切
2. 腋窩神経と橈骨神経の展開
3. 上腕三頭筋枝の剥離・展開
4. 神経縫合
5. 創閉鎖
6. 後療法と術後成績

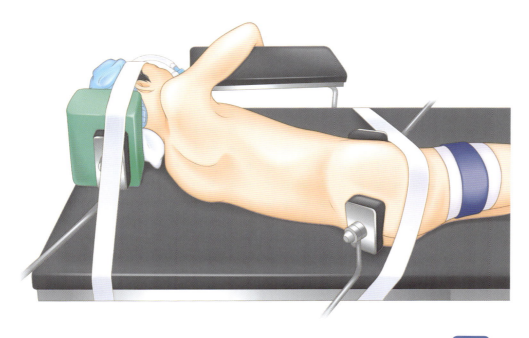

図1 肩神経移行術の体位

副神経→肩甲上神経移行術
❶肩甲骨上縁の後方横切開より肩甲上神経を同定・剥離する(肩甲上神経が末梢で多重損傷を受けていないことを確認する)
❷同切開を肩甲骨の内側へ展開し，電気刺激を併用しながら副神経を同定・剥離する（副神経の上部線維は温存する）
❸緊張のない状態で顕微鏡下に副神経と肩甲上神経を端端吻合する（肩甲上神経が末梢で損傷されている場合には，腓腹神経を採取し神経移植を行う）

上腕三頭筋枝→腋窩神経移行術
❶上腕後方縦切開より，quadrilateral spaceにおいて腋窩神経をtriangular spaceにおいて橈骨神経を同定する。
❷橈骨神経上腕三頭筋内側頭または長頭枝を剥離展開し，できる限り末梢で切離する
❸緊張のない状態で上腕三頭筋枝と腋窩神経三角筋枝を縫合する。

手術手技

副神経→肩甲上神経移行術

1 皮切

Colbertら[1]の報告に準じて，副神経と肩甲上神経を後方より同定する。

肩下垂位において肩甲骨上縁（肩甲骨上角と肩峰を結んだ直線上）に横線を引き，背側正中から肩峰へ向けて40％の位置を副神経の同定ポイント 図2a，肩甲骨上角と肩峰の中点を肩甲上神経の同定ポイントとする 図2b。

皮切は，肩甲骨上縁に沿って2つの神経を同定するポイントを含めて約15cmの横切開を加える 図3。

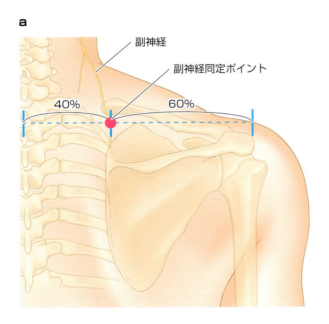
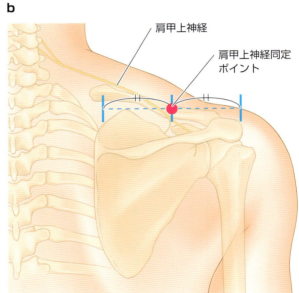

図2 副神経と肩甲上神経の同定ポイント
a：副神経の同定ポイント
b：肩甲上神経の同定ポイント

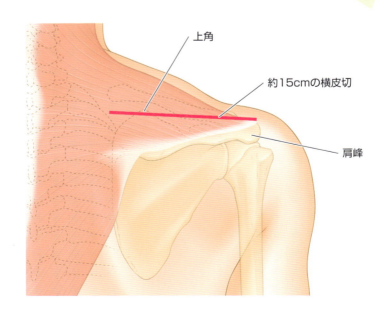

図3 皮切

2 肩甲上神経の展開

　僧帽筋を肩甲棘より剥離し，肩甲骨の上縁に到達する．肩甲骨の上縁を触知して肩甲切痕を同定する．肩甲切痕の上縁には頑丈な上肩甲横靱帯が存在し，その表層に肩甲上動脈が走行するため損傷しないように注意する．肩甲上動脈は上肩甲横靱帯の表層または肩甲切痕内などさまざまな走行を取りうる．

　肩甲切痕内部で脂肪組織に囲まれた肩甲上神経を同定し 図4 ，肩甲上神経が損傷されていないかを直視下に丁寧に確認する．

> **コツ&注意 NEXUS view**
>
> 　腕神経叢損傷の上位型のなかに，肩甲上神経および腋窩神経が末梢で複数個所にわたり牽引損傷を受けている症例が存在する．末梢レベル（肩甲切痕や棘窩切痕など）で複数個所に神経損傷をきたしている可能性のある症例に関しては，三角筋を肩甲棘より剥離し，肩甲上神経が棘下筋内に進入するところまでしっかりと確認することが大切である．

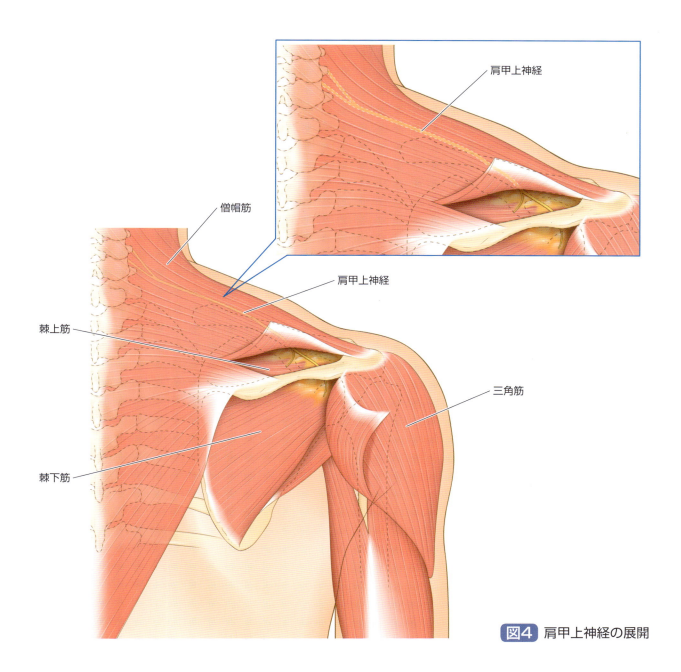

図4 肩甲上神経の展開

3 副神経の展開

副神経同定ポイント 図2a 付近の僧帽筋を線維方向に慎重に展開する 図5 。副神経の同定は難渋することがあり，電気刺激を丁寧に行いながら同定する。

> **コツ&注意 NEXUS view**
> 副神経の移行を行う際には，肩機能の温存のため，僧帽筋の上部線維枝を温存するようにする。

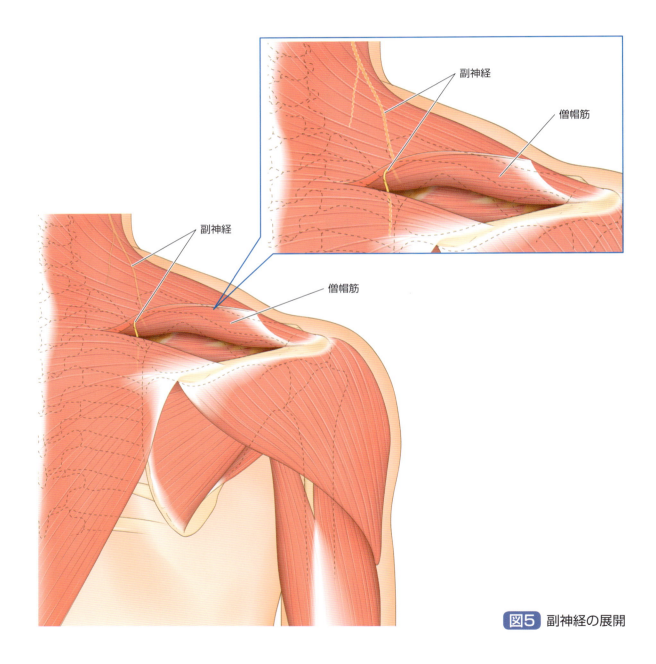

図5 副神経の展開

4 神経縫合

　副神経を可及的に末梢まで展開し，肩甲上神経と直接縫合ができるように末梢で切離する。緊張のない状態で顕微鏡下に副神経と肩甲上神経を端端縫合する 図6 。

> **コツ&注意 NEXUS view**
> 神経移行術は端端縫合で修復することが望ましいが，肩甲上神経が末梢レベルで損傷されている場合には，腓腹神経を採取して神経移植を行う。

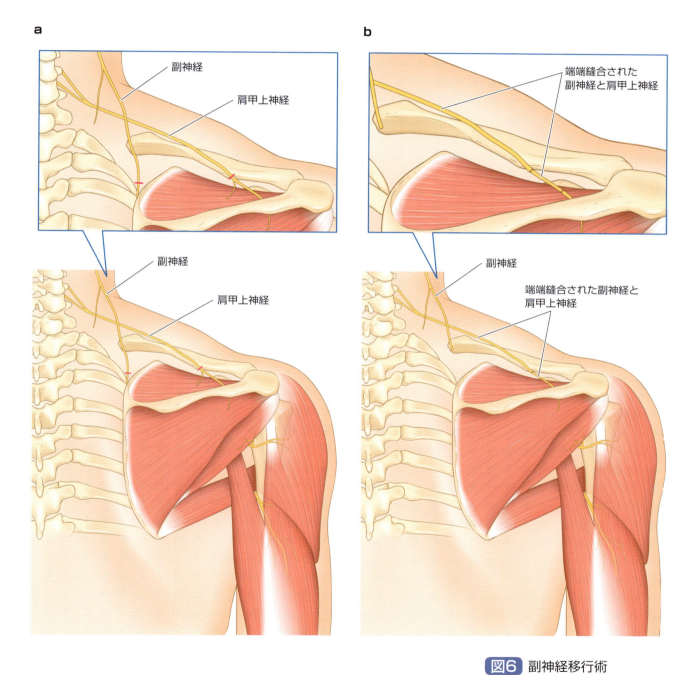

図6 副神経移行術
副神経と肩甲上神経を端端縫合する。

上腕三頭筋枝→腋窩神経移行術

1 皮切

上腕後方の三角筋後縁から上腕三頭筋の長頭と外側頭の間に沿って10～15cmの長軸切開を加える 図7 。

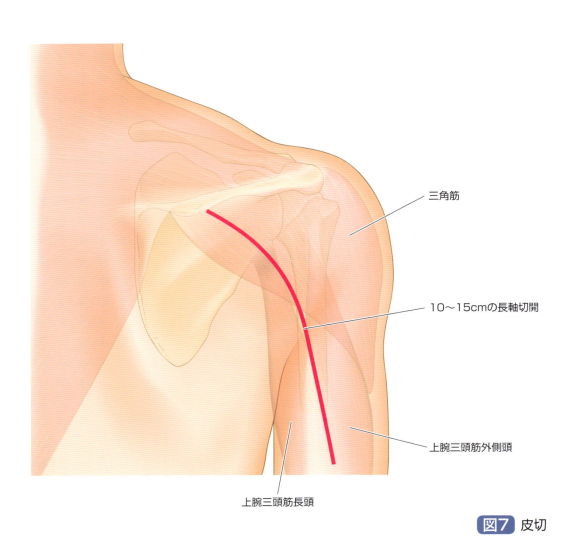

図7 皮切

2 腋窩神経と橈骨神経の展開

肩関節を外転して三角筋の後縁よりquadrilateral space*1およびtriangular space*2を展開し，腋窩神経および橈骨神経を同定する 図8 。同部で腋窩神経が小円筋枝および3本の三角筋枝に分岐することを確認する。

* 1 quadrilateral space：上縁（小円筋），下縁（大円筋），内側（上腕三頭筋長頭），外側（外科頸）からなる四辺形間隙。前方から後方へ腋窩神経および後上腕回旋動静脈が通過する。
* 2 triangular space：上縁（大円筋），内側（上腕三頭筋長頭），外側（上腕三頭筋外側頭）からなる三角形の間隙。前方から後方へ橈骨神経および上腕深動脈が走行する。

> **コツ&注意 NEXUS view**
> 腋窩神経が末梢のquadrilateral spaceにおいて牽引損傷をきたしている場合があり，同部に瘢痕形成を認めることがある。

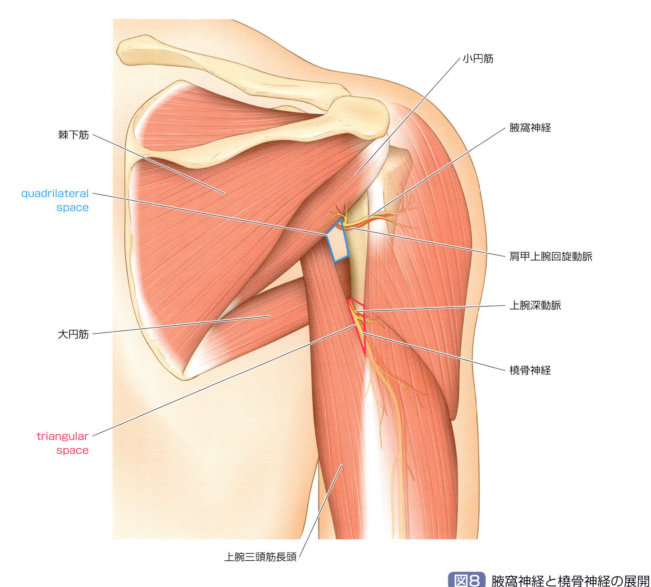

図8 腋窩神経と橈骨神経の展開

3 上腕三頭筋枝の剥離・展開

　Triangular spaceで橈骨神経を確認した後，上腕三頭筋の長頭および内側頭の間を展開して，橈骨神経が上腕三頭筋内側頭または長頭末梢の筋肉内に進入する部分まで十分に剥離展開する 図9 。末梢まで剥離・反転することで腋窩神経まで十分に届く長さを確保する。

　術中の電気刺激にて支配筋肉の収縮を確認した後，できるだけ末梢で切離する。移行する神経は，上腕三頭筋長頭および内側頭の枝が報告されているが，いずれも良好な機能回復が期待でき，ドナー採取による機能障害も問題となることは少ない。

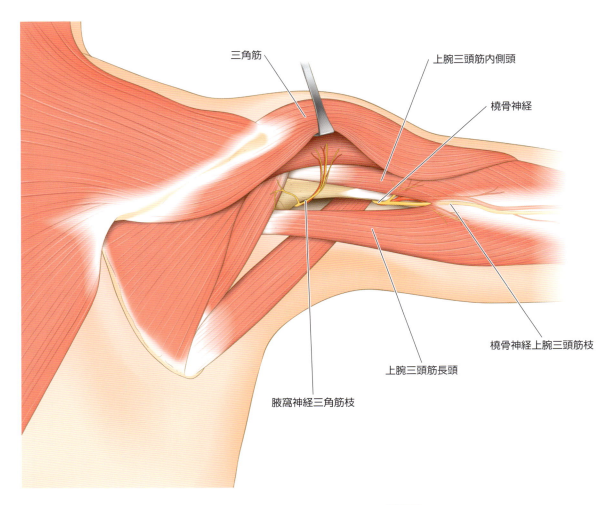

図9 橈骨神経上腕三頭筋枝の剥離・展開

上位型腕神経叢損傷に対する副神経移行術・上腕三頭筋枝移行術による肩関節機能再建法

4 神経縫合

顕微鏡下に上腕三頭筋枝を腋窩神経に緊張なく縫合する。腋窩神経の知覚線維を同定できれば，運動線維のみを選択して上腕三頭筋枝を移行する。

> **コツ&注意 NEXUS view**
> 上腕三頭筋枝のほうが腋窩神経よりも細いため，著者は小円筋枝へは神経移行を行わず，上腕三頭筋枝の2～3個の神経線維束を腋窩神経の運動枝にそれぞれ縫合している 図10 。

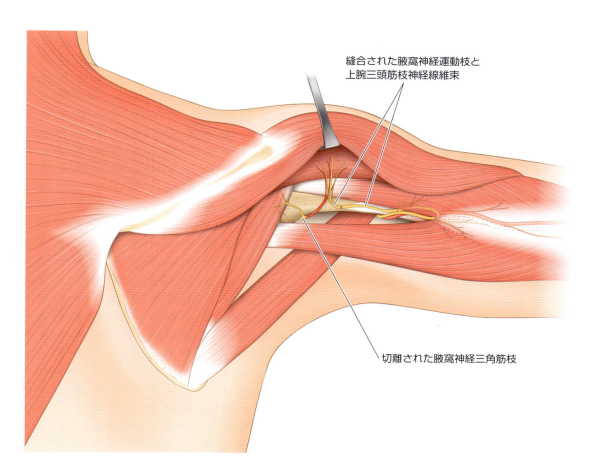

縫合された腋窩神経運動枝と上腕三頭筋枝神経線維束

切離された腋窩神経三角筋枝

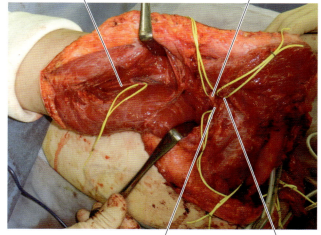

上腕三頭筋内側頭枝　腋窩神経本幹

腋窩神経小円筋枝　腋窩神経後方線維枝

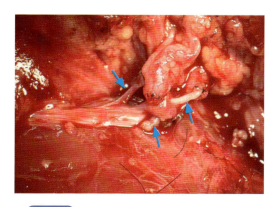

図10 橈骨神経上腕三頭筋枝移行術

腋窩神経運動枝と上腕三頭筋枝神経線維束を縫合する。
青矢印：反転された上腕三頭筋内側頭枝（3本）。

65

5 創閉鎖

　肩関節の他動運動によって神経移行部に緊張がかからないことを術中に確認する．十分に止血を行い，ドレーンを留置する．

　肩甲上神経を末梢まで展開するため，三角筋を肩甲棘より剥離した場合には，肩甲棘に骨孔を開け，剥離した三角筋を非吸収糸にて強固に縫着する．

6 後療法と術後成績

後療法

　術後3週は，三角巾またはウルトラスリングで固定する．

　両神経移行を行った場合，3～6カ月以内に神経再支配が期待できる．神経再支配まで，リハビリテーションにて関節拘縮の予防および低周波による筋萎縮の予防を行う．

　筋再支配後は，バイオフィードバックを用いた筋力訓練を積極的に行っていく．

術後成績

　副神経単独の移行よりも上腕三頭筋枝の移行を同時に行ったほうが，良好な肩関節機能が獲得できる．

文献
1) Colbert SH, Mackinnon S. Posterior approach for double nerve transfer for restoration of shoulder function in upper brachial plexus palsy. Hand (NY) 2006;1:71-7.
2) Wolfe SW, Hotchkiss RN, Pederson WC, et al. Green's Operative Hand Surgery, 7th Edition. Philadelphia;Churchill Livingstone.

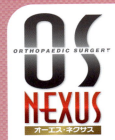

II. 腕神経叢損傷

腕神経叢上位型損傷に対する肋間神経移行術

横浜労災病院手・末梢神経外科　山本　真一
横浜労災病院運動器センター　三上　容司

Introduction

術前情報

　腕神経叢損傷に対する治療方針は，その損傷形態に基づいて2つに大別される．すなわち，①神経修復を行うことができない節前損傷（いわゆる引き抜き損傷）と②修復可能な節後損傷である．①の節前損傷における運動機能は早期の神経移行（交差縫合）術か，その後の筋腱移行術や関節固定術により再建される．②の節後損傷に対する神経移植術については別項で解説されている．

　神経移行術に用いられる移行神経としては，肋間神経，副神経，横隔神経，健側C7根，尺骨神経部分線維束（Oberlin法）などがあるが，肋間神経移行術は腕神経叢節前損傷および分娩麻痺に対する神経移行術のなかでも代表的術式である．その他の神経移行術は別項で解説されている．

　肋間神経移行術は，節前損傷における肘屈筋再建法として，1963年にSeddonらにより報告された術式である[1]．前胸部で肋間神経を展開し，筋皮神経との間に神経移植して肘屈曲能を再建する方法であったが，その成績は必ずしも良好ではなかった．一方，原，津山は肋間神経と筋皮神経を直接縫合する方法を1965年に考案し[1]，その後に良好な成績が報告され[2,3]，神経移行術のなかでも脱落症状がないなど欠点の少ない術式として確立している 図1 ．現在，本法は単独[1~3]，または遊離筋移植との併用により[1]，主に肘屈曲機能再建目的に行われており，分娩麻痺の早期神経修復に対しても用いられている 図2 ．

●手術適応

　術前の脊髄造影（後CT）や術中の電気生理学的検査［体性感覚誘発電位（somatosensory evoked potential；SEP），脊髄誘発電位（evoked spinal cord potential；ESCP）など］にて節前損傷と節後損傷の鑑別を行ったうえで，原則としてC5，C6根を含む節前損傷に対して行う．ただし，C5のみが節後損傷で，他根が節前損傷の場合も適応となる．年齢は40歳以下，受傷後6カ月以内がよい適応であり，通常は2本の肋間神経を筋皮神経へ直接移行している．近年，患者群の高齢化に伴い，40歳以上の成績は必ずしも良好とはいえないが，肋間神経を3本採取して行っている．

●術前検査

　術前に移行予定高位の肋骨骨折，初療時の胸腔ドレーン挿入の有無を調べる．肋骨骨折や胸腔ドレーン挿入がある場合はその部位の肋間神経も同時に損傷されているか，損傷されていなくても癒着のため神経剥離時に損傷することがあり，その肋間神経は使用できないことが多い．

手術進行

1. 筋皮神経展開・確保
2. 肋間神経剥離
   ・肋骨処置
   ・神経剥離
   ・神経切離，誘導
   ・前胸部閉創
3. 顕微鏡下神経縫合
   ・神経交差縫合と上腕部閉創
   ・術後固定
4. 後療法
   ・成績

コツ&注意 NEXUS view

　手術時期は早いほうがよく，できるだけ受傷後3カ月以内に行う．
　術前に肋骨骨折，胸腔ドレーン挿入の有無を調べる．

●麻酔
　全身麻酔下で，術中は筋弛緩薬を使用せずに行う．術後は，抜管前に胸部X線像にて気胸がないことを確認する．

●手術体位
　ビーチチェアポジション（仰臥位）で，患側背部に枕を挿入し，患側胸部後縁が手術台から浮いた状態にする．患肢は消毒のうえ自由にしておき，体格が大きい場合には小さな手台を付ける．

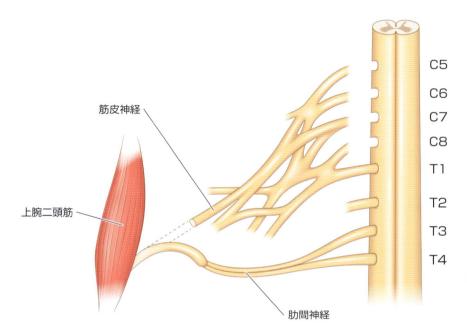

図1 肋間神経移行
腕神経叢外にある肋間神経を筋皮神経に直接移行する．

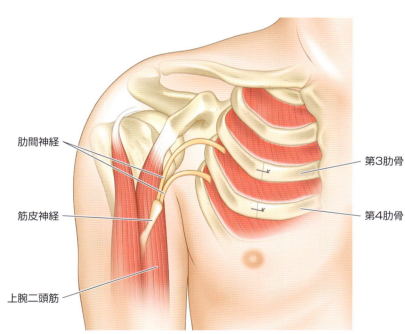

図2 肋間神経移行術の実際

❶気胸に注意しつつ，肋間神経を無血野で丁寧に剥離する．
❷太さの異なる肋間神経と筋皮神経を適切に縫合する．
❸後療法を熱心に指導する．

手術手技

1 筋皮神経展開・確保

　肋間神経を剥離する前にまず筋皮神経を展開し，腋窩から上腕二頭筋への神経筋移行部までの筋皮神経が損傷されていないかどうかを確認しておく。

　筋皮神経の展開は，上腕を外旋し，近位部で皮膚上から上腕二頭筋長頭と短頭の間隙を触り，その上に大胸筋下縁より約5cmの縦切開を入れる 図3①。上腕二頭筋の筋膜を縦切し，上腕二頭筋長頭と短頭との間を鈍的に分けると，筋皮神経が展開される。筋皮神経にテープをかけて周辺組織から分離し，上腕二頭筋のmotor point近くまで剥離しておく 図4。

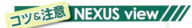

コツ&注意 NEXUS view

上腕二頭筋が萎縮している場合には，上腕骨結節間溝（長頭）と烏口突起（短頭）から上腕二頭筋遠位腱性部を結んだ線の間が皮切の目安となる。

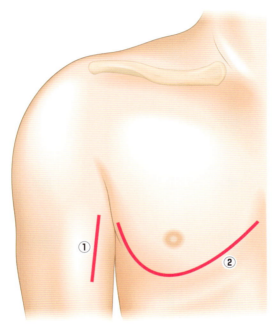

図3 皮切

①：筋皮神経展開の皮切。大胸筋下縁より約5cmの縦皮切
②：肋間神経剥離の皮切。中腋窩線から乳頭下2〜3cmを通り胸骨外側に至る弧状切開

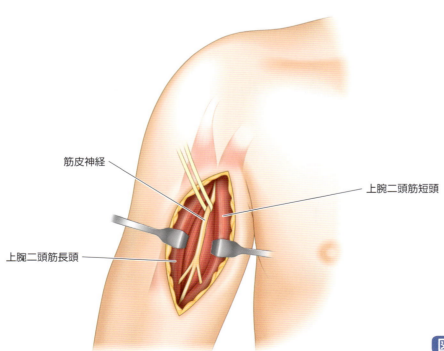

筋皮神経
上腕二頭筋短頭
上腕二頭筋長頭

図4 筋皮神経の展開

2 肋間神経剥離

　中腋窩線から乳頭下2～3cmを通り胸骨外側に至る弧状切開を用いる。下縁は第5,6肋骨間を目安としている 図3②。

　皮下を剥離し，大胸筋を展開して，その外側縁を同定する。大胸筋の肋骨停止部をあらかじめマーキングした後にいったん切離し，皮膚ごと上方へ反転する。肋間神経2本を用いる場合には，第3,4または第4,5肋間神経を，4本用いる場合には第3～6肋間神経を用いる。

> **コツ&注意　NEXUS view**
>
> 　神経線維数は，2本の肋間神経でおよそ1：5となるが，再生神経のsproutingで補充されると考えられており，本術式の欠点とはならない[1]。

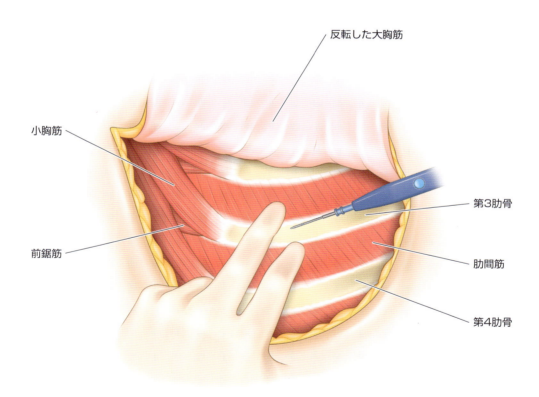

図5 肋骨骨膜と小胸筋の切開

肋骨処置

　肋骨を指で挟んでその幅を確認し，その中央で骨膜と小胸筋を電気メスで切離する図5。

　ラスパトリウムを用いて肋骨骨膜を剥離するが，肋間筋が肋骨に対して斜めに走行しているため，肋骨上縁では後方から前方（外側から内側）に，下縁では前方から後方（内側から外側）に向かって行うと容易である図6a。肋骨前面（腹側）の骨膜剥離後に，後面（背側）骨膜の剥離を行うが，この際に骨膜深層にある壁側胸膜を損傷しないように注意を要する。ラスパトリウムは，基本に則って常に骨に接するように使用し，特に上下の骨縁では丁寧に剥離すること，肋骨中央の上下縁を各々4～5cm程度剥離後に後面を剥離し，ドワイヤンを挿入して剥離範囲を広げることが基本である図6b。

　肋骨を肋骨剪刀で切離し，切断端を1cm程度切除する図6c。各断端から1cmのところに2mmの穴を開け，太い糸を通す図6d。糸を引っ張って肋骨を前方に引きながら，肋軟骨移行部から腋窩中線を目安に，肋骨後面の骨膜を丁寧に剥離する。

> **コツ&注意 NEXUS view**
> 肋骨は切離しなくても肋間神経を剥離することは可能であるが，成人では肋骨の移動性が少ないので，安全に神経剥離するには切離するのがよい。

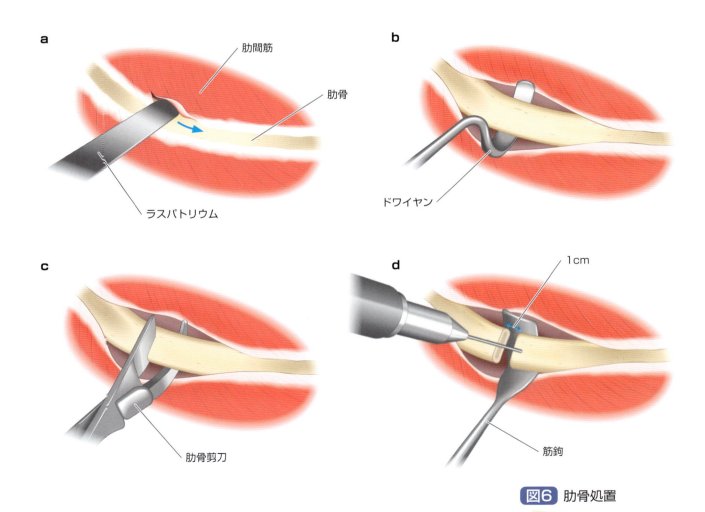

図6 肋骨処置
a：肋骨の骨膜剥離
b：ドワイアンによる骨膜剥離
c：肋骨の部分切除
d：肋骨断端の骨孔作成

神経剥離

切離した骨膜端にコッヘル鉗子をかけて下方へ引き，肋骨は上方へ引きながら，骨膜端より3〜5mm程度のところで骨膜を尖刃で小さく切開し，肋間神経を同定する 図7 。通常現れるのは内側枝であり，これをテープで確保し，電気刺激で肋間筋が収縮することを確認する。適宜，伴走する肋間動静脈分枝をバイポーラ凝固止血して無血野を心掛け，モスキート鉗子や形成剪刀などを用いて，丁寧に剥離を進める。テープを持ち上げながら近位は前鋸筋を保護しつつ中腋窩線辺りまで，遠位は肋軟骨移行部やや遠位の神経分岐が現れる辺りを目安としている。

側胸部で太い外側枝が分岐するが，多くは感覚枝なので切離する。前胸部で肋間神経が同定困難な場合には，側胸部で外側枝が分岐する辺りから探索するのもよい。肋間神経は，壁側胸膜の表面を走行しており，神経剥離中に胸膜を穿破し気胸が生じることがあるので，注意を要する。肋間神経を剥離する長さは，成人では12cm以上を目安としている 図8 。

コツ&注意 NEXUS view

Atraumaticで丁寧な肋間神経の剥離が最も重要である。剥離中に肋間神経が損傷すると，再生に要する距離が長くなってしまい，回復に時間がかかることになり，その成績も不良となる。

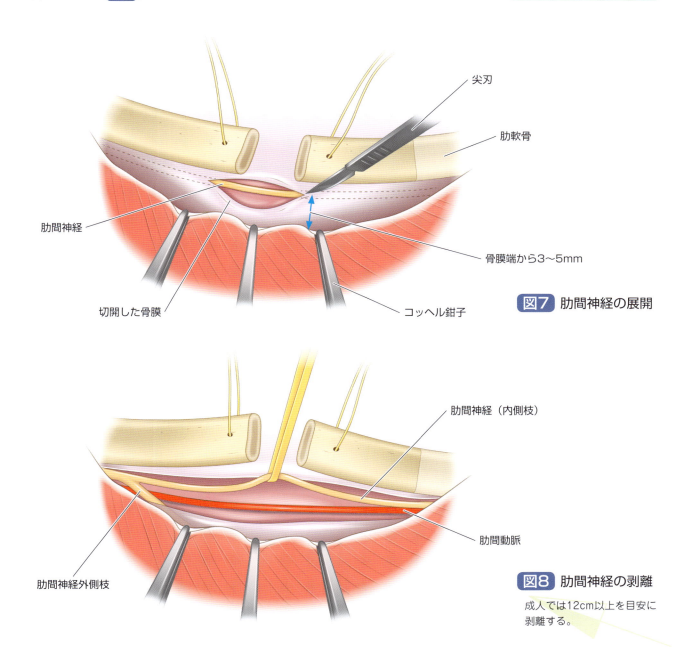

図7 肋間神経の展開

図8 肋間神経の剥離
成人では12cm以上を目安に剥離する。

神経切離，誘導

まず，側胸部から上腕近位に通じる腋窩部の皮下トンネルをケリー鉗子などで鈍的に作るが，なるべく最短の直線的な走行になるように心掛ける。肋間神経末梢端をできるだけ遠位で切離後に反転し，断端には6-0ナイロン糸をかけておき，神経を見失わないよう目印としておく 図9 。

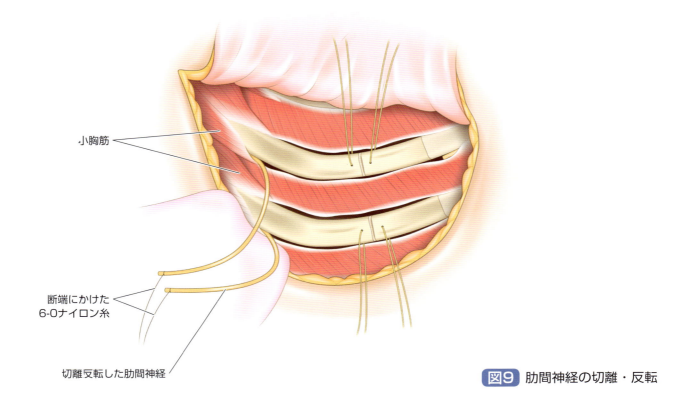

図9 肋間神経の切離・反転

次に，肋間神経をソフラチュール®で包み込んで，直接神経に触ることなく，側胸部から上腕近位皮下へ誘導する 図10 。この際，神経が直線的に走行しているか，神経にねじれがないか，神経が肋骨縁，骨膜部および小胸筋により圧迫を受けていないかなどを確認する。ねじれ・圧迫があった場合には，肋間神経を再度前胸部に引き戻して，誘導操作をやり直す。

前胸部閉創

前胸部の閉創の際には，まず気胸の有無を確認するため，創部を生理食塩水で満たし，麻酔科医に陽圧換気を依頼する（リークテスト）。気胸が判明した場合には，損傷部位を探し，可能であれば胸膜修復を行い，要すれば胸腔内に胸腔ドレーンを留置する。肋骨断端に通していた糸を縛り，肋骨を締結固定する。各肋骨の骨膜，肋間筋を交互に縫合し，大胸筋を修復して，皮下・皮膚を縫合する。

> **コツ&注意 NEXUS view**
> 前胸部閉創時には必ずリークテストを行い，気胸の有無を確認する。

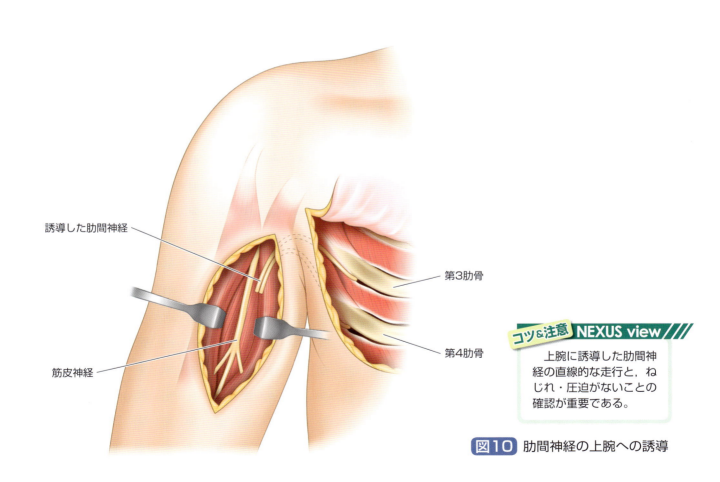

> **コツ&注意 NEXUS view**
> 上腕に誘導した肋間神経の直線的な走行と，ねじれ・圧迫がないことの確認が重要である。

図10 肋間神経の上腕への誘導

3 顕微鏡下神経縫合

神経交差縫合と上腕部閉創

　上腕近位に誘導した2本の肋間神経を，手術用顕微鏡下に9-0ナイロン糸を用いて1本に束ねる。筋皮神経と肋間神経を交差させ，肩外転30°でも縫合部に緊張がかからない程度の長さを決めたうえで，筋皮神経を切断する。神経縫合は，顕微鏡下に9-0ナイロン糸を用い，Ochiaiらが報告した方法に従って行っている[4]。すなわち，筋皮神経の断端の神経外膜を縦割して，神経束を分離・切除し，筋皮神経外膜内で肋間神経を包み込むように縫合し，断端同士を適合させる 図11 。神経束同士にbucklingが起こらないよう，決して絞めすぎないことが大切である。縫合部は，フィブリン糊で被覆してもよい。肩外転に伴う縫合部の緊張を確認し，上腕部を閉創する。

　神経縫合を，感覚神経も含む筋皮神経本幹で行うか，本幹から分岐した上腕二頭筋運動枝にのみ行うかは，実際の成績に大きな差はないようである。前者では，再生した感覚神経先端を胸部へ放散するTinel徴候として確認できるため，神経再生の目安が得やすい。後者では，肋間神経からの再生神経がすべて運動神経に向かうと考えられるが，運動枝の神経束間剥離を行って余裕をもった神経縫合を行う必要がある。

術後固定

　術後三角巾と弾性包帯により上肢を体幹に固定するが，この際三角巾で肘部を持ち上げ，上腕骨頭が下垂して縫合部に緊張がかかることがないよう注意する。また，胸部X線撮影を行い，気胸の有無を確認する。気胸が判明した場合には，胸腔ドレーン挿入を考慮する。

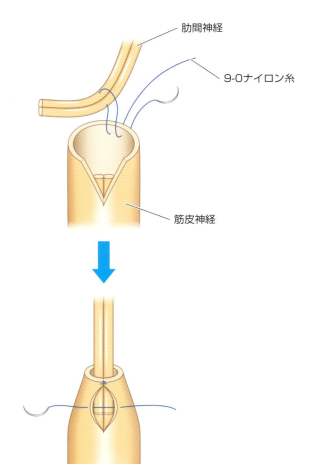

コツ&注意 NEXUS view

神経縫合の際には，神経束同士にbucklingが起こらないよう，決して絞めすぎないことが大切である。

図11 顕微鏡下神経縫合

肋間神経を筋皮神経に包み込むように縫合する

4 後療法

　包交時には必要以上に上肢を外転しないことが大切である。術中に確認された，縫合部に緊張のかからない外転角度以下に保つ注意が必要である。腋窩にガーゼを挟み，三角巾で肘90°屈曲位に保ち，弾性包帯で上肢全体を体幹に固定する。感覚障害のある上肢であるため，圧迫による褥瘡に注意する。

　固定期間は6週間とし，その後は外出時と就寝時のみ三角巾で固定する。それ以外は固定をはずし，自己他動肘屈曲訓練，重力を利用した肘伸展訓練を励行させる。術後3カ月までの上肢外転は，体を傾け重力で上肢が外転する程度とし，肩関節自動運動の回復が期待できる場合には，その後徐々に肩の外転訓練を行う。

　術後4〜8カ月で，Tinel徴候が肘より4〜6cm遠位に到達し，上腕二頭筋の筋収縮が呼吸に一致して生じるようになる。従って，Tinel徴候が肘部に達したころから，針筋電図検査を月1回程度で行い，できるだけ早期に自発収縮電位を確認する。

　本法の成績には，手術手技とともに術後訓練が大きく関与する。深く息を吸い込み，腹部に力を入れて肘を曲げるよう意識を働かす訓練を指導することが基本である。通常，外来にて針筋電図を用いて，上腕二頭筋に針電極を刺入し，筋電図画面の波形を見せて，筋電図音を聞かせてながら，呼吸動作での筋収縮を確認させ要領を覚えてもらうaudio-visual bio-feedback訓練を行う 図12 。どのような力の入れ方をすれば最も筋活動電位がたくさん出るかを学ばせるとともに，呼吸に応じて出現する波形をできるだけ長く出現し続けるように練習させる。

　自宅での訓練も重要であり，毎日時間と回数を決めて練習するよう指導する。回復初期には，入浴あるいは臥位腹部上で肘水平位に保ち重力を除けることで，わずかな筋力でも肘屈曲が体感できるようになる。このような除重力位での訓練を行い，筋力の増大とともに，抗重力位での屈曲訓練へ移行していく。術後1年での90°以上の屈曲を目標とし，肘屈曲角度が増大してきたら，その屈曲位をできるだけ長く維持するよう指導することもことが大切である。術後2〜3年で呼吸と分離した肘屈曲が可能となるが，咳，くしゃみなどに伴う不随意な肘屈曲は長期間にわたって残存する。

> **コツ&注意　NEXUS view**
> 外来通院時にaudio-visual bio-feedback訓練を用い，自宅での日々の肘屈曲訓練に対する熱心な指導が重要である。

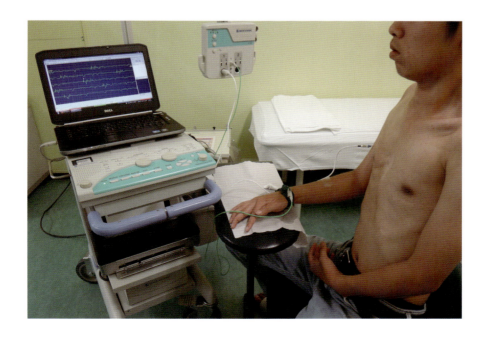

図12　Audio-visual bio-feedback訓練

成績

　年齢と成績との関係をみると，10歳代と20歳代の成績はほぼ同様で，72％で肘屈曲が可能［徒手筋力テスト（manual muscle testing：MMT）3以上］となった。30歳代でも66.7％は肘屈曲可能となり，40歳以上では優（MMT 4以上）はなく，機能転換すなわち持続して長く肘を屈曲することに時間を要した[3]。また，受傷後3カ月以内の手術では87.3％が肘屈曲可能となり，40歳以下で受傷後6カ月以内の手術では82.5％が肘屈曲可能となった[3] 図13 。

　麻痺型別の検討では，Oberlin法の適用となるC5, 6型，C5-7型に対しての受傷後6カ月以内の手術では92.6％が肘屈曲可能となり，他の尺骨神経部分線維束移行の報告と同等の成績であった[5]。一方で，全型損傷では神経再生が遅れ，成績不良となる危険性（筋皮神経の瘢痕化など）が他の麻痺型より多いと考えられている[5]。

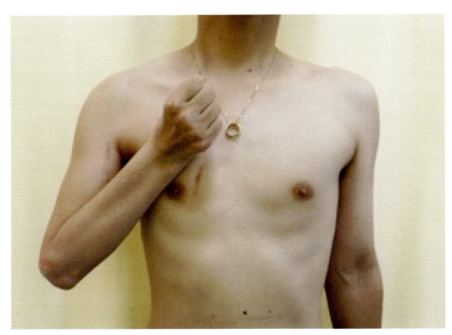

図13　術後の自動肘屈曲（C5-8型）
胸腔鏡補助下手術のため前胸部皮切は小さい

> **Column**
>
> ◆**応用編：分娩麻痺に対する早期神経修復手術としての肋間神経移行術**
>
> 　頭位分娩による麻痺の病態は，上位（C5，6）根は断裂または引き抜き損傷ではなく，上神経幹の有連続損傷，すなわちSunderland分類 ⅢまたはⅣ度損傷である。生後3カ月で橈側手根伸筋が効いていれば損傷程度は重篤でなく，保存療法でも過誤神経支配はなく，ほぼ完全回復が得られる。
>
> 　過誤神経支配の発生を排除するために，頭位分娩型では，4カ月で手指伸展，6カ月で肘屈曲ができない症例に対して，肘屈曲再建目的に肋間神経移行術を行っている。
>
> 　通常，肋骨は切離せずに，7〜8cm程度の肋間神経を2本剥離する。

文献

1) 原　徹也. 腕神経叢損傷に対する手術 肋間神経交差移行術. 神経修復術と機能再建手技-麻痺との対決. 新OS NOW No.9. 東京：メジカルビュー社；2001. p27-32.
2) Nagano A, Tsuyama N, Ochiai N, et al. Direct nerve crossing with the intercostal nerve to treat avulsion injuries of the brachial plexus. J Hand Surg Am 1989；14：980-5.
3) 長野　昭. 腕神経叢損傷の手術療法 肋間神経交差縫合術の適応と手技. 神経手術と機能再建. OS NOW No.3. 東京：メジカルビュー社；1991. p84-93.
4) Ochiai N, Mikami Y, Yamamoto S, et al. A new technique for mismatched nerve suture in direct intercostal nerve transfers. J Hand Surg Br 1993；18：318-9.
5) 田尻康人. 腕神経叢損傷に対する肋間神経移行による肘屈曲再検の麻痺型別成績とその適応. 別冊整形外科 2006；49：156-8.

II. 腕神経叢損傷

筋肉移行術（Steindler変法）による肘屈曲再建法

流山中央病院　國吉　一樹
公立長生病院整形外科　松戸　隆司
千葉大学大学院医学研究院整形外科学　廣澤　直也

Introduction

筋肉移行術は，受傷後期間が6カ月を大幅に過ぎた症例，もしくは神経移行術後の回復が不十分な症例に対して行う。移行筋としては，前腕屈筋回内筋群，広背筋，大胸筋，上腕三頭筋，胸鎖乳突筋，遊離筋肉（薄筋，大腿直筋など）が用いられる。遊離筋肉を除いて，損傷範囲や力源の筋力に応じて選択する。

Steindler変法は，有茎の筋肉移行術のなかで比較的使用頻度の高い術式である。

術前情報

●手術適応

前腕屈筋回内筋群を力源とするため，適応は上位型に限られる。

前腕屈筋回内筋群が付着する上腕骨内上顆とともに肘関節を大きく跨いで移行し，上腕骨に再固定する。上腕骨側のlever armが伸長することによって肘屈筋として作用する。原法[1]は移行筋を内側筋間中隔に縫着するが，変法[2]では移行筋を骨付きで挙上して上腕骨に固定する。その際，手関節の安定性がないと肘屈曲効果が減弱するため，拮抗筋としての手関節背屈筋力が十分にある必要がある。そのため，通常はC5, C6損傷が適応となる。もしC5, C6, C7損傷に対して行う場合は，手関節の腱固定術もしくは関節固定術など安定化術の併用が必要となる[3]。

●麻酔

全身麻酔下に行う。

●手術体位

仰臥位で手台を使用する。駆血帯を使用する。

手術進行

1. 皮切，展開
2. 尺骨・正中神経剥離
3. 屈筋回内筋群の剥離・挙上
4. 上腕骨内側上顆の骨切り
5. 内側上顆骨片の固定
6. 創閉鎖
7. 後療法と合併症
　・後療法
　・合併症

Fast Check

❶ 良好な術後成績を得るために，前腕筋力を手関節掌背屈ともに正確に術前評価し，MMT 4より強いことを確認しておく。
❷ 術後麻痺をきたさないよう，分岐を含めて丁寧に尺骨・正中神経剥離を行う。
❸ 内側上顆骨片の固定を円滑に行うために，骨切り前に骨片にスクリューを挿入しておく。

筋肉移行術（Steindler変法）による肘屈曲再建法

手術手技

1 皮切，展開

手台上，肩外転・外旋・肘屈曲位とする．上腕の約1/2の高さで，前方中央より内側上顆後方を通り，円回内筋縁に沿って前腕前方中央に至る弧状の皮切を置く 図1 ．

皮切が長大であるため，皮膚壊死を避けるためにも皮下脂肪は極力，皮膚につけて翻転する 図2 ．内側前腕皮神経は剥離して温存する．

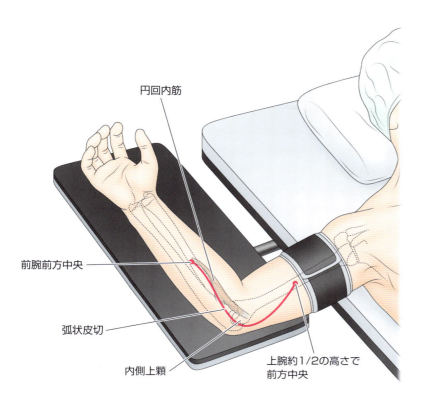

コツ&注意 NEXUS view
神経剥離および屈筋回内筋群の剥離・挙上を十分に行うためには大きな皮切が必要である．

図1 皮切
上腕の約1/2の高さで前方中央より内側上顆後方を通り，円回内筋縁に沿って前腕前方中央に至る弧状皮切を置く．

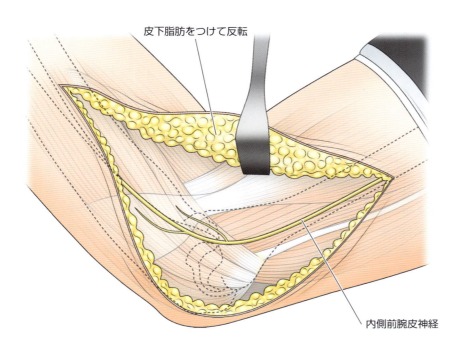

図2 展開
長大な弧状皮切となるため皮膚壊死を避けるために皮下脂肪を皮膚にしっかり付ける．

2 尺骨・正中神経剝離

　まず内側筋間中隔の後方で尺骨神経を同定し，遠位は尺側手根屈筋尺骨頭枝の分岐を含めて十分に剝離する．

　続いて上腕二頭筋腱の内側で腱膜を切開して正中神経を同定する 図3 ．円回内筋枝は関節の近位で分枝するので損傷しないように注意深く剝離する．

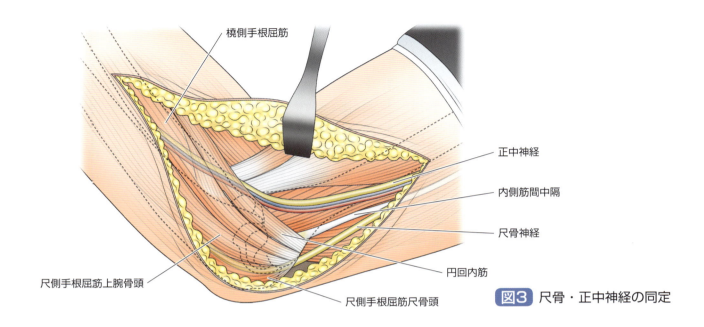

図3　尺骨・正中神経の同定

3 前腕屈筋回内筋群の剝離・挙上

　正中神経とともに円回内筋から尺側手根屈筋上腕骨頭まで（前腕屈筋回内筋群）を一塊としてエレバトリウムですくって関節包からの剝離を進めて挙上する 図4 ．

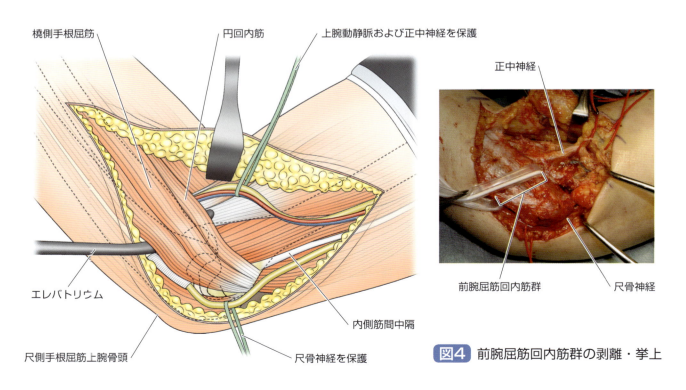

図4　前腕屈筋回内筋群の剝離・挙上

82

4 上腕骨内側上顆の骨切り

　上腕骨内側上顆の骨切り面に垂直にあらかじめcannulated screw挿入のためのドリリングをしておき，内側上顆の骨片が約1cmの厚さになるように骨切りする 図5 。この際，内側側副靱帯を損傷しないように注意する。術前計測によりスクリュー長をあらかじめ決めておき，骨切り前にスクリューを骨切り面の手前まで挿入しておく。

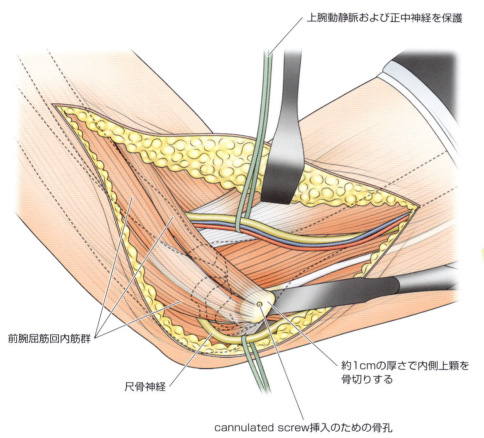

コツ&注意 NEXUS view

骨切りの際に内側側副靱帯を損傷しないよう，内側側副靱帯の内側上顆付着部位を骨切り前に直視下によく確認しておく。内側側副靱帯付着部の目安は，内側上顆頂点より滑車境界にやや前方へ向かって約12mmである[4]。

図5 上腕骨内側上顆の骨切り

5 内側上顆骨片の固定

固定前に正中・尺骨神経の走行を確認する。

移行筋群が正中神経を乗り越えず，正中神経が移行筋群の橈側に沿ってゆるやかに走行していることを確認する 図6 。尺骨神経も移行筋群とともに前方に移動するので，内側筋間中隔などは切除して新たな絞扼部位が発生していないことを確認する 図6 。

上腕二頭筋を橈側に牽引して関節面の約6cm近位で上腕筋を電気メスにて縦切開して上腕骨を露出し，さらにdecorticationをする。骨片を上腕骨前方に移動させ，骨片に挿入しておいたcannulated screwをガイドとしてワイヤーを刺入してドリリングする 図6 。手関節中間位で肘屈曲が約45°になる位置で固定する 図7 。

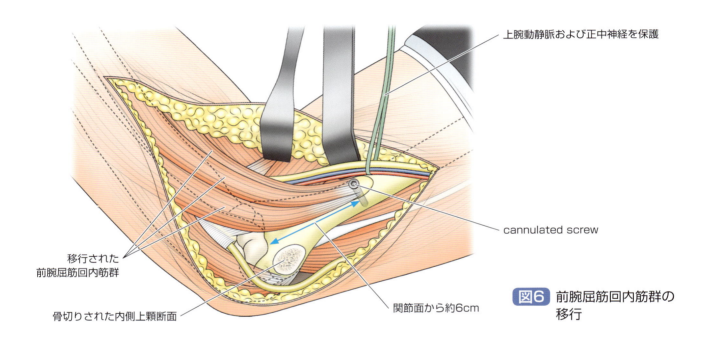

図6 前腕屈筋回内筋群の移行

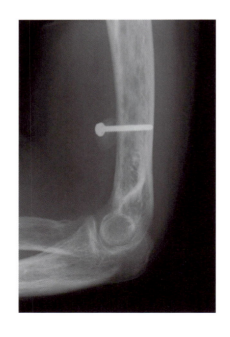

図7 術後X線像
手関節中間位，肘屈曲約45°で固定している。

6 創閉鎖

移行筋群の張力および神経の走行と緊張を再度確認する．駆血帯を解除して止血，洗浄後にサクションドレーンを留置し，皮下・皮膚を縫合して創を閉鎖する．

7 後療法と合併症

後療法

術後は肘屈曲90°，前腕回外位でギプス固定を行う．

術後3週でギプスを除去し，非重力下での自動運動を開始する．術後4週で抗重力下，術後6週で抵抗下での自動運動を開始する．

合併症

本術式の最大の合併症は術後の回内拘縮である[5,6]．通常，術前から回外筋力が低下しているうえに，術後にモーメントアームの伸長により回内筋力が増大するため，回内拘縮はある程度必発ではある．

対策は移行筋群を末梢まで丁寧に剥離すること，移行部位を上腕骨のより外側とすることにより回内モーメントを減ずることである．

文献

1) Steindler A. Operative treatment of paralytic conditions of the upper extremity. J Orthop Surg 1919；1：608.
2) Mayer L, Green W. Experience with Steindler flexoplasty at the elbow. J Bone Joint Surg 1954；36A：775-89.
3) Monreal R. Steindler flexorplasty to restore elbow flexion in C5-C6- C7 brachial plexus palsy type. J Brachial Plex Peripher Nerve Inj 2007；2：15.
4) Camp CL, Jahandar H, Sinatro AM, et al. Quantitative Anatomic Analysis of the Medial Ulnar Collateral Ligament Complex of the Elbow. Orthop J Sports Med. 2018；6：2325967118762751.
5) Carroll RE, Gartland JJ. Flexorplasty of the elbow；an evaluation of a method. J Bone joint Surg Am 1953；35：706-10.
6) Dutton RO, Dawson EG. Elbow flexorplasty. An analysis of long-term results. J Bone joint Surg Am 1981；63：1064-9.

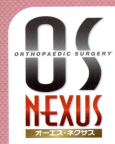

Ⅱ. 腕神経叢損傷

広背筋移行術による肘屈曲再建法

流山中央病院　**國吉　一樹**
公立長生病院整形外科　**松戸　隆司**
千葉大学大学院医学研究院整形外科学　**廣澤　直也**

Introduction

　筋肉移行術は，受傷後期間が6ヵ月を大幅に過ぎた症例もしくは神経移行術後の回復が不十分な症例に対して行う．移行筋としては，前腕屈筋回内筋群，広背筋，大胸筋，上腕三頭筋，胸鎖乳突筋，遊離筋肉（薄筋，大腿直筋など）が用いられる．遊離筋肉を除いて，損傷範囲や力源の筋力に応じて選択する．
　広背筋移行術は，Steindler変法とともに有茎の筋肉移行術のなかで比較的使用頻度の高い術式である．

術前情報

●手術適応

　広背筋移行術による肘屈曲再建法は，肘屈曲拘縮，前腕回内拘縮が少ないというメリットがある．単極（unipolar）移行術[1]と両極（bipolar）移行術[2,3]が報告されているが，Schottstaedt[2]を嚆矢とする両極移行術のほうがより生理的な走行であるため，移行筋の緊張度を決めやすく，運動効率もより良好であるため一般的である．
　適応は上位型で，広背筋力がMMT 4以上の症例である[4,5]．

●麻酔

　全身麻酔下に行う．

●手術体位

　側臥位で広背筋の挙上を行った後に，仰臥位に体位変換して上腕部へ移行する．

手術進行

1. 広背筋の挙上
2. 上腕部の展開
3. 広背筋の移行
4. 広背筋の固定
5. 後療法

❶良好な術後成績を得るために広背筋力を正確に術前評価し，MMT 4より強いことを確認しておく．
❷広背筋は神経血管束を丁寧に剥離して挙上し，神経血管束が捻転しないように，また牽引されないように余裕をもって移行する．
❸広背筋を上腕部で固定する際，筋長が長くなりすぎないように調整する．

手術手技

1 広背筋の挙上

　発症後，長期間が経っている場合，上腕部は皮膚を含めて萎縮している一方，広背筋の筋体量は多いため，移行筋を皮下トンネルに通すことが困難なことがある。その場合は，筋皮弁として皮膚を追加できるようにしておく。

　側臥位で，後腋窩線から広背筋の中央に設置した皮弁のデザインに沿って皮切する 図1 。

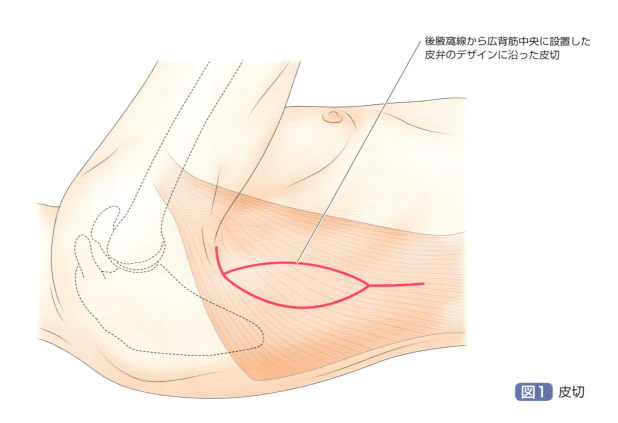

後腋窩線から広背筋中央に設置した皮弁のデザインに沿った皮切

図1 皮切

腋窩部で広背筋と前鋸筋の筋間で胸背動静脈および神経を同定し，胸背動静脈からの前鋸筋への枝を丁寧に結紮，切離する 図2 。

広背筋に上腕骨付着部を残して胸壁および肩甲骨より剥離し，血管茎は肩甲下動静脈まで剥離して筋皮弁の血行を確認する．神経血管束は愛護的に剥離して広背筋を起始・停止の全長に渡って剥離・挙上する．

次いで上腕骨付着部を切離した後，神経血管束を包み込むように筋体をロールして筒状に形成する 図3 。

レシピエント側には血腫が形成されやすいので十分に止血し，サクションドレーンを留置して閉創する．

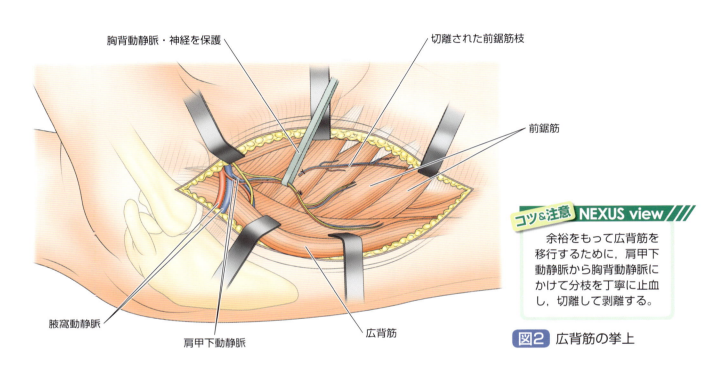

図2 広背筋の挙上

コツ&注意 NEXUS view
余裕をもって広背筋を移行するために，肩甲下動静脈から胸背動静脈にかけて分枝を丁寧に止血し，切離して剥離する．

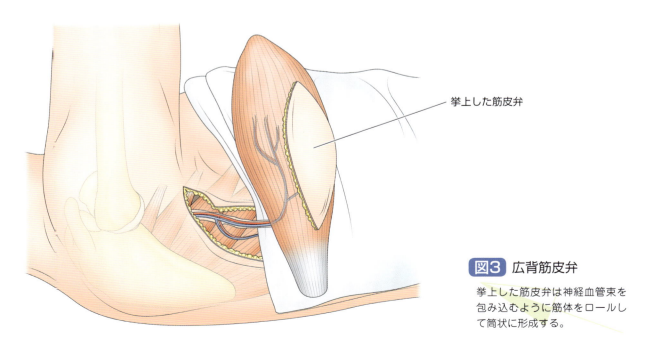

図3 広背筋皮弁

挙上した筋皮弁は神経血管束を包み込むように筋体をロールして筒状に形成する．

2 上腕部の展開

仰臥位とする。皮下トンネルを使用しない場合は上腕全長を皮切する 図4。

近位では烏口突起を筋腱移行部から烏口鎖骨靱帯まで展開し，遠位では上腕二頭筋腱を展開しておく（上腕二頭筋の起始・停止を露出する） 図5。大胸筋はその深層に移行筋を通すので，その部を剥離して間隙を形成しておく。

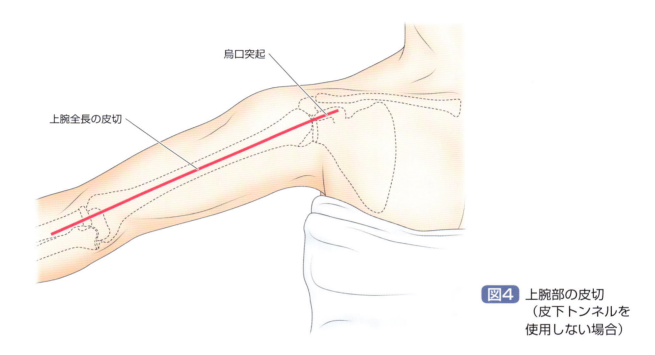

図4 上腕部の皮切（皮下トンネルを使用しない場合）

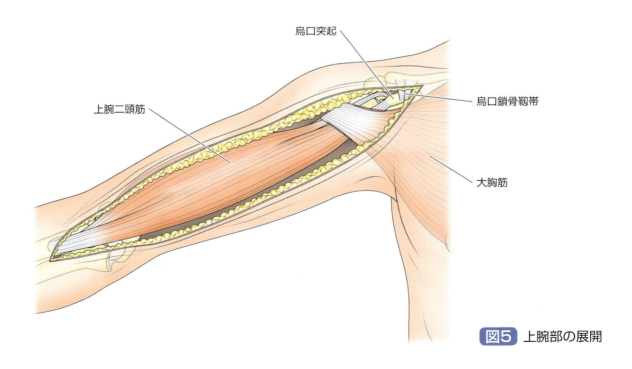

図5 上腕部の展開

3 広背筋の移行

　血管茎が捻転しないよう，牽引されないように注意しながら筒状に形成した広背筋を上腕部に移動させ，大胸筋の深層を通して移行筋の近位端を烏口突起の位置に合わせる 図6 。

> **コツ&注意 NEXUS view**
> 前腕回外位・肘屈曲90°における烏口突起から上腕二頭筋腱付着部までの距離が上腕二頭筋の生理長と考えられるので，それを目安に移行筋の遠位を少し長めになるよう切離して移行筋長を調整する。

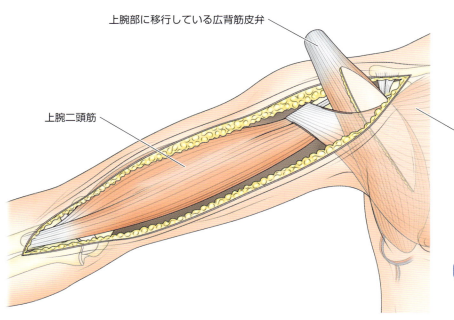

図6 広背筋の移行
筒状に形成した広背筋を上腕部に移行する。

4 広背筋の固定

　まず先に上腕二頭筋腱を移行筋にinterlacing sutureし，次いで近位で烏口突起の付着腱から烏口鎖骨靱帯に広背筋腱をinterlacing suture もしくはsuture anchorを用いて強固に縫合する 図7 。

　十分に止血した後にサクションドレーンを留置して閉創する。

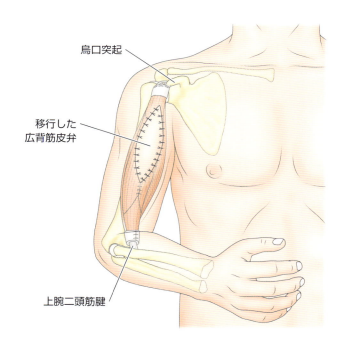

図7 広背筋の縫合・固定
広背筋弁を適切な筋長にして，遠位では上腕二頭筋腱を移行筋に，近位では広背筋腱を烏口突起の付着腱から烏口鎖骨靱帯に強固に縫合する。

5 後療法

肘屈曲100°，前腕回外位でギプス固定を行う。

術後4週よりギプス内で等尺性運動を開始する。術後6週から三角巾固定として自動運動を開始するとともに伸展角度を徐々に拡大していく。術後8週から三角巾固定を除去して抗重力下の自動運動を開始する 図8。

術後成績が不良な場合は，術前から広背筋筋力が不十分であったか，術中の筋張力が不適切であった可能性がある。再手術で筋張力を高めることにより改善する可能性がある。

広背筋力評価

広背筋力評価は意外と難しい。被検者は肘伸展位・手指グリップ位で手を殿部に置いて保持させる。検者は片手を広背筋に触れつつ，他方で上腕を前外方に押しながら左右の筋力を比較して評価するのが正しい評価法である。

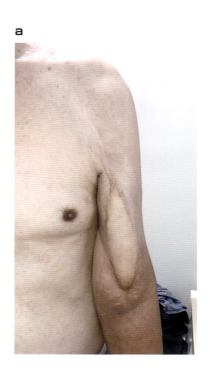
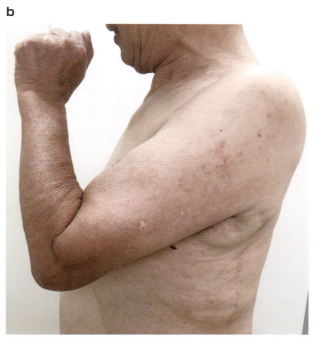

図8 左上位型腕神経叢損傷例（59歳，男性）
a：術後の正面
b：術後の自動肘屈曲

文献

1) Hovnanian AP. Latissimus dorsi transplantation for loss of flexion or extension at the elbow；a preliminary report of technique. Ann Surg 1956；143：493-9.
2) Schottstaedt ER, Larsen LJ, Bost FC. Complete muscle transposition. J Bone Joint Surg Am 1955；37：897-918.
3) Zancolli E, Mitre H. Latissimus dorsi transfer to restore elbow flexion. An appraisal of eight cases. J Bone Joint Surg Am 1973；55：1265-75.
4) Bostwick J 3rd, Nahai F, Wallace JG, et al. Sixty latissimus dorsi flaps. Plast Reconstr Surg 1979；63：31-41.
5) Moneim MS, Omner GE. Latissimus dorsi muscle transfer for restoration of elbow flexion after brachial plexus disruption. J Hand Surg Am 1986；11：135-9.

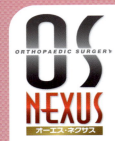

II. 腕神経叢損傷

腕神経叢損傷（全型麻痺）に対する機能再建法

小郡第一総合病院整形外科　**坂本　相哲**
小郡第一総合病院整形外科　**服部　泰典**

Introduction

　全型麻痺の機能再建優先順位は，①肘屈曲，②肩安定化と肩回旋機能，③手指物体把持機能である．現時点で手指機能を最も確実に再建できる方法は土井ら[1,2]が開発した double free muscle transfer法（DFMT法）である．DFMT法は，肩機能再建術と計2回の機能的遊離筋肉移植術の総称である．

　肩機能再建は，腕神経叢展開により神経損傷レベルの確認を行い，神経移植あるいは神経交叉縫合術を行う．

　遊離筋肉移植術は，第1回目の筋肉移植（1st FMT）では，肘屈曲，手指伸展再建目的に，ドナー神経は副神経，レシピエント血管は胸肩峰静脈を使用し，移植筋の設置は中枢を鎖骨外側部に固定，末梢の腱部を示指〜小指の総指伸筋腱（extensor digitorum communis；EDC）に縫合する．第2回目の筋肉移植（2nd FMT）では肘屈曲，手指屈曲再建を目的に，肋間神経，胸背動静脈を使用して移植し，中枢は第2，3肋骨，末梢は示指〜小指の深指屈筋腱（flexor digitorum profundus；FDP）へ縫合する．2nd FMTでは，同時に2〜3本の肋間神経と橈骨神経上腕三頭筋枝との交叉縫合術による肘伸展再建，長胸神経修復による肩機能再建，また，第2肋間神経外側枝（肋間上腕神経）と正中神経との交叉縫合による手指知覚再建を行う．

　肩機能再建については他項目を参照いただき，ここでは筋肉移植について述べる．

術前情報

●手術適応

　手術時期としては，筋肉移植術と同時に橈骨神経上腕三頭筋筋枝や長胸神経を修復する場合，筋萎縮の進行を危惧し，受傷後期間8カ月以内までが望ましい．筋肉移植術のみによる再建では，受傷後期間は問題にならない．

　年齢は，神経回復能力の観点から若ければ若いほど成績はよい．確実な神経回復の可能な40歳台までがよい適応であるが，60歳まで行っている．

　鎖骨下動脈損傷がないこと，あっても鎖骨下動脈修復を行っており，レシピエント血管として胸肩峰動脈，胸背動脈が使用できれば可能である．

　副神経麻痺がないか，あっても回復していること，最低1年以上の休業とリハビリが可能であることも適応には必要である．

●術前評価

　腕神経叢損傷は重度外傷で受傷する場合が多いため，鎖骨下動脈損傷，血胸や肋骨多発骨折，大腿骨骨折，骨盤骨折などを合併していることが少なくない．

　レシピエント側の吻合血管の損傷がないことをCTアンギオグラフィなどで確認しておく　図1 ．

手術進行

第1回目機能的遊離筋肉移植術（1st FMT）

1. レシピエント側の展開
   - ドナー神経（副神経の僧帽筋中下部線維支配枝）の展開
   - レシピエント血管（胸肩峰動静脈，橈側皮静脈）の展開
   - 移植筋設置部の鎖骨と末梢縫合部のEDCの展開
2. 薄筋採取
3. 移植筋の移行
   - 移植筋中枢側の鎖骨への固定
   - 血管吻合，神経縫合，移植筋末梢部の腱縫合
4. 創閉鎖，外固定
5. 後療法
6. 術後合併症

大腿骨骨折，骨盤骨折の既往がある場合，受傷時の出血が薄筋の栄養血管周囲に流れ，瘢痕となり使用不能なことがあるため，MRIで確認しておく。また，髄内釘などで横止めスクリューのドリリングで栄養血管，薄筋の作動神経である閉鎖神経が損傷されている場合もある。

　血胸や肋骨多発骨折では，肋間神経が使用不能な場合があるため，3D-CTで骨折の位置を確認しておく。

　作動神経として使用する副神経に麻痺がないか僧帽筋の評価を行う。関節拘縮があれば拘縮除去訓練を行う。

●麻酔

　全身麻酔下で行う。術中に神経刺激器での運動神経の確認が必要となるため，筋弛緩薬は使用しないよう麻酔医に依頼する。

●手術体位

1st FMT

　仰臥位で，頚部は健側に回旋し，患側肩甲骨の下に枕を入れておく。対側の薄筋採取を行うため，対側下肢も消毒，準備する。

2nd FMT

　仰臥位で，肩甲骨の下に枕をいれておく。2nd FMTでは同側の薄筋採取を行うため，同側下肢も消毒，準備する。

薄筋採取

　仰臥位で，膝屈曲，股関節屈曲・外転・外旋位とする。この体位では，恥骨結節の長内転筋の起始部を容易に触れることができる。

第2回目機能的遊離筋肉移植（2nd FMT）

1. レシピエント側の展開
   ・肋間神経，長胸神経の展開
   ・胸背動静脈の展開
   ・正中神経，橈骨神経 上腕三頭筋枝の展開
   ・移植筋設置部の第2,3肋骨と末梢縫合部のFDPの展開
2. 薄筋採取
3. 神経束縫合
4. 移植筋の移行・固定
   ・移植筋中枢側の肋骨への固定
   ・血管吻合，神経縫合，移植筋末梢部の腱縫合
5. 創閉鎖，外固定
6. 後療法
7. 術後合併症

薄筋採取

1. 皮切
2. 薄筋の剥離
3. 薄筋の栄養血管と運動神経の展開
4. モニタリング電極の留置
5. 創閉鎖
6. 合併症

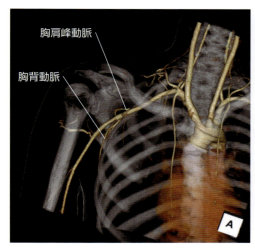
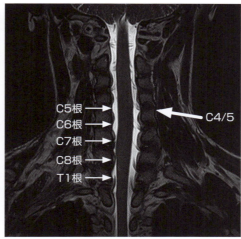

図1　術前評価

---

❶筋肉移植術が施行可能か，鎖骨下動脈損傷，副神経損傷の有無，肋骨多発骨折，大腿骨骨折，骨盤骨折の既往を確認する。
❷関節拘縮があれば解除しておく。特に肘関節と手指関節はしっかりと可動域を獲得しておく。

手術手技

第1回目機能的遊離筋肉移植術（1st FMT）

1 レシピエント側の展開

　1st FMTでは，副神経の僧帽筋中下部線維支配枝を運動神経として使用し，吻合血管は胸肩峰動静脈，橈側皮静脈を用いる。

　皮切は鎖骨上の横切開を肩峰まで延長し，T字に前方は三角筋・大胸筋溝を下方に切開し，後方は肩峰の後方に延長する 図2 。

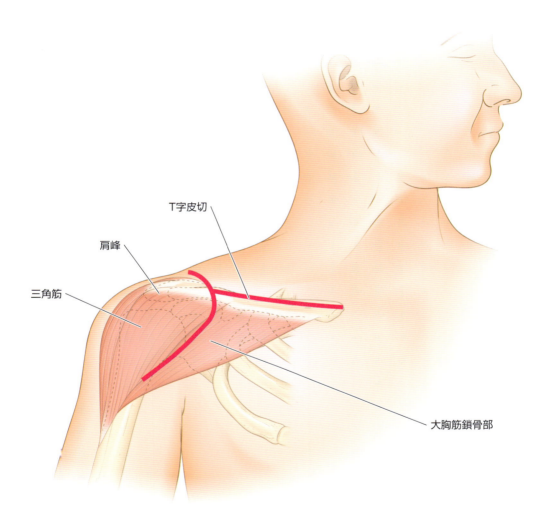

図2　1st FMT：レシピエント側の皮切

ドナー神経（副神経の僧帽筋中下部線維支配枝）の展開

僧帽筋の鎖骨付着部を切開し，僧帽筋前面を十分に展開する。僧帽筋の内側縁と脂肪層の間を神経刺激器で探りながら深部に展開し，副神経を同定する[3]。僧帽筋上部線維への枝は温存し，中下部線維枝 図3① のみできるだけ遠位で切断して移行する。

レシピエント血管（胸肩峰動静脈，橈側皮静脈）の展開

皮下を展開したところで，三角筋・大胸筋溝で橈側皮静脈を同定し，中枢へ剥離する。次に大胸筋鎖骨部を鎖骨から切離し反転させる。深層に小胸筋と胸肩峰動静脈を同定できる。小胸筋の頭側で胸肩峰動脈を確認し 図3②，これを中枢へ剥離し準備する。

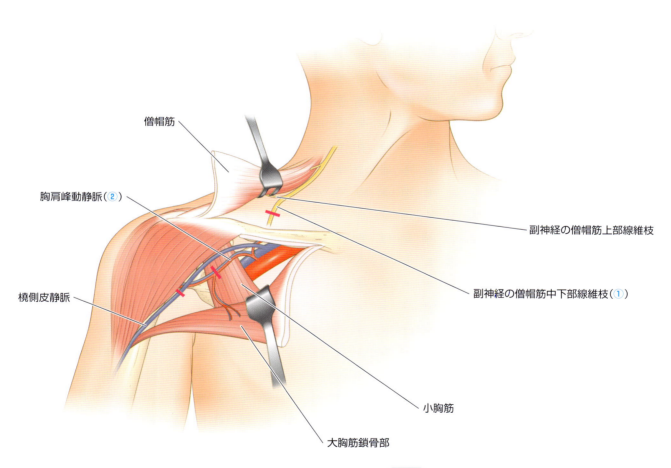

図3 ドナー神経とレシピエント血管の展開

移植筋設置部の鎖骨と末梢縫合部のEDCの展開

　肘前面の腕橈骨筋の中枢縁に沿って第2の皮切を入れて 図4①，腕橈骨筋と橈側手根伸筋の下層にEDCに至るトンネルを作製し，滑車とする．

　前腕背側中央に弧状切開で第3の皮切を入れ 図4②，EDCを筋腱移行部で切離する．肘部の第2の皮切部と肩部との間に皮下トンネルを作製し，移植筋を通す準備をする．

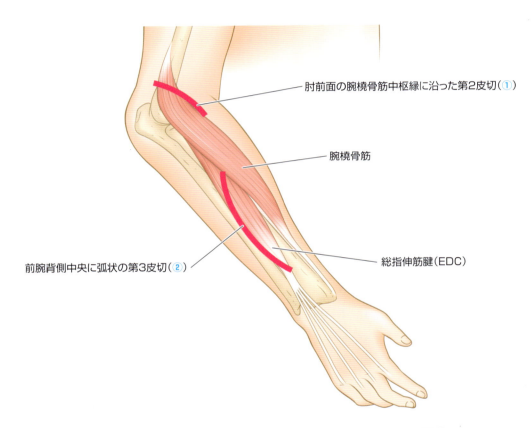

図4 移植筋設置のための追加皮切

2 薄筋採取

移植筋を設置する位置と薄筋の神経血管の位置的関係により，1st FMTでは対側の薄筋を採取する（詳細は 薄筋採取 参照）。

3 移植筋の移行

移植筋中枢側の鎖骨への固定

移植筋の末梢の腱部を上腕，肘，前腕のトンネルを通して前腕背側へ出す。鎖骨外側部に骨孔を4箇所作製してそれぞれ縫合糸を通し，移植筋の中枢端に糸を通し，仮縫着として1回のみ結ぶ。

薄筋の運動神経を鎖骨の下を通して鎖骨上窩へ移行させ，準備した副神経との位置関係，また，薄筋の栄養血管と胸肩峰動静脈，橈側皮静脈との位置関係を確認し，問題がなければ仮縫着した移植筋の中枢端の本縫着を行う。血管や神経の長さが足らないようであれば，中枢にずらして固定する。

血管吻合，神経縫合，移植筋末梢部の腱縫合

動脈吻合，静脈吻合 図5① を行い，続いて，副神経と薄筋の運動神経の神経束縫合 図5② を行う。次に，移植筋末梢腱部をEDCとinterlacing sutureで縫合 図5③ する。

縫合時の緊張は肘30°屈曲位，手関節0°で，MP関節0°伸展となり，肘90°屈曲位，手関節中間位で指が他動で完全屈曲できる緊張とする。

> **コツ&注意 NEXUS view**
> 血管吻合の緊張を避けるために，移植筋の腱部を前腕の創で牽引した状態で，血管が直線的となる位置で行う。

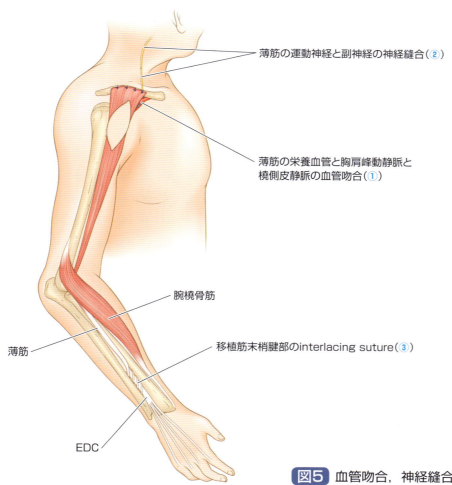

図5　血管吻合，神経縫合，移植筋末梢部の腱縫合

4 創閉鎖，外固定

各所にドレーンを留置し，創閉鎖を行う。

肘100°屈曲，前腕回内位，手関節中間位，指伸展位でギプスシーネ固定し，肩屈曲30°，外転45°でエアーバックス装具®（中村ブレース社）で固定する 図6a 。

> **コツ&注意 NEXUS view**
>
> 血腫貯留による圧迫が最も多い原因である。そのため，貯留しそうな箇所にドレーンを留置する。
>
> 通常，計6～10本（薄筋採取部は別）留置する。太いプリーツドレーン，太いペンローズドレーンを使用し，吸引ドレーンは使用しない。

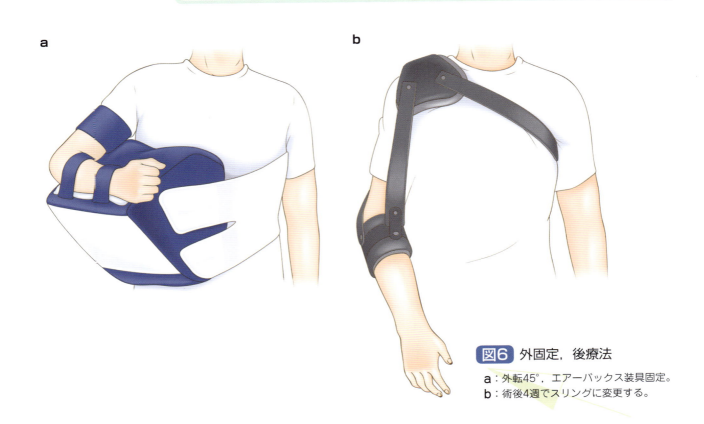

図6 外固定，後療法
a：外転45°，エアーバックス装具固定。
b：術後4週でスリングに変更する。

5 後療法

術後の血行モニタリングには，皮弁でのモニタリングと複合筋活動電位（compound muscle action potential；CMAP）を用いている[4]。術後5日目に安静を解除し離床を許可する。術後1週から移植筋腱の癒着予防を目的として，手指，手関節を他動屈伸させ，移植筋腱の他動滑走を行う。訓練以外ではエアーバックス装具での固定を行う。4週で，肩関節亜脱臼の予防と肘伸展の角度制御を目的としたスリング（サンゴクブレース社）に変更する 図6b 。

再神経支配が得られたのちは，筋電図バイオフィードバックを利用して筋力増強訓練，筋再教育を行う。

> **トラブル NEXUS view**
>
> 術後の血行障害は，本手術の最大のトラブルである。筋肉は皮弁や骨移植と異なり，許容虚血時間が短いため，疑わしい場合は積極的に再手術を行う。

6 術後合併症

モニタリングで血行障害が疑われれば，躊躇なく再手術を行う。

第2回目機能的遊離筋肉移植（2nd FMT）

　1st FMT後，移植した筋腱の縫合部が安定し，肘，指関節の拘縮が寛解できた段階，通常2，3カ月後に2nd FMTを行う。

　2nd FMTでは同時に2～3本の肋間神経と橈骨神経上腕三頭筋枝との交叉縫合術による肘伸展再建，長胸神経の修復による肩機能再建，また，第2肋間神経外側枝（肋間上腕神経）と正中神経交叉縫合による手指知覚再建を行う。

1 レシピエント側の展開

　腋窩から前腋窩線を第6肋骨間まで下降し，同部より第6肋間を乳房下縁の皮膚紋理に沿って鎖骨中線に至る皮切を入れ，中枢は腋窩から上腕内側への長軸の皮切を入れる 図7 。

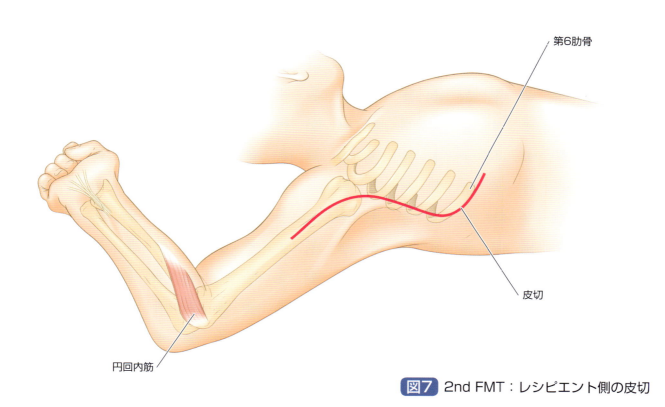

図7 2nd FMT：レシピエント側の皮切

肋間神経，長胸神経の展開

第3～6（7）肋骨上で，前鋸筋を損傷しないように筋線維に沿って鈍的に縦割し，骨に到達する。肋骨を骨膜下に剥離し，肋間神経内側枝をできるだけ長く展開し 図8①，切離，腋窩部へ移行する。肋間神経内側枝は，通常，薄筋に2本，上腕三頭筋枝に2～3本，長胸神経に1本使用する。下位ほど肋間神経は太く運動線維が多いので薄筋には下位の肋間神経を優先する。知覚再建のために第2肋間神経外側枝（肋間上腕神経）も展開する。

第2，3肋骨レベルで胸壁の外側を走行する長胸神経を同定し 図8②，中枢に剥離して切離，準備する。

胸背動静脈の展開

広背筋の栄養血管である胸背動静脈を同定し 図8③，前鋸筋枝の分岐の末梢まで展開する。血管の切離は，移植筋固定の直前に行う。

正中神経，橈骨神経上腕三頭筋枝の展開

腋窩の皮切部で，橈骨神経上腕三頭筋枝を同定し 図8④，橈骨神経本幹分岐部で切離し，正中神経を内側神経束と外側神経束の合流部で切離する。

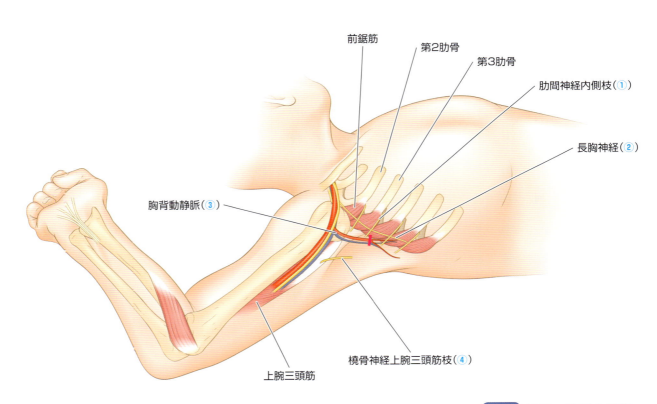

図8 神経，静脈の展開

移植筋設置部の第2，3肋骨と末梢縫合部のFDPの展開

　肘内側で円回内筋中枢縁に沿って第2の皮切を入れ 図9①，円回内筋と橈側手関節屈筋の下層にトンネルを作製し，滑車とする。

　次いで，前腕掌側中央に弧状で第3の皮切を入れ 図9②，FDPを展開，筋腱移行部で切離し，肘部の第2の皮切部と肩腋窩との間に皮下トンネルを作製して移植筋を通す準備をする。

　移植筋固定用に第2，3肋骨にそれぞれ2か所骨孔を作製し，縫合糸を通しておく（図9 ×印）。気胸のないことを確認し，死腔を残さないように剥離した肋骨骨膜と肋間筋を可及的に密に縫合する。

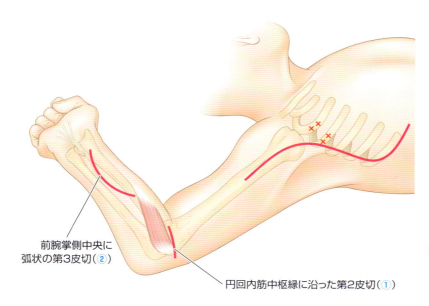

図9　2nd FMT：レシピエント側の皮切と移植筋設置のための追加皮切

2 薄筋採取

　移植筋を設置する位置と薄筋の神経血管の位置的関係により，2nd FMTでは同側の薄筋を採取する（詳細は 薄筋採取 参照）。

3 神経束縫合

　肋間神経と上腕三頭筋枝，長胸神経，肋間上腕神経と正中神経と神経束縫合を行う。

4 移植筋の移行・固定

移植筋中枢側の肋骨への固定

　移植筋の末梢の腱部を上腕，前腕のトンネルを通して前腕屈側へ出す。移植筋を第2，3肋骨に仮縫着し，薄筋の運動神経，栄養血管と肋間神経，胸背動静脈との位置関係を確認し，問題がなければ，仮縫着した移植筋の中枢端の本縫着を行う。

血管吻合，神経縫合，移植筋末梢部の腱縫合

動脈吻合，静脈吻合を行い 図10①，続いて，肋間神経と薄筋運動神経の神経束縫合 図10② を行い，次に，薄筋末梢腱部をFDPとinterlacing sutureで縫合する 図10③．

縫合時の緊張は肘30°屈曲位，手関節0°で，指完全屈曲位となり，肘90°屈曲位，手関節中間位で指が他動で完全伸展できる緊張とする．

> **コツ&注意 NEXUS view**
> 血管吻合の緊張を避けるために，移植筋の腱部を前腕の創で牽引した状態で，血管が直線的となる位置で行う．

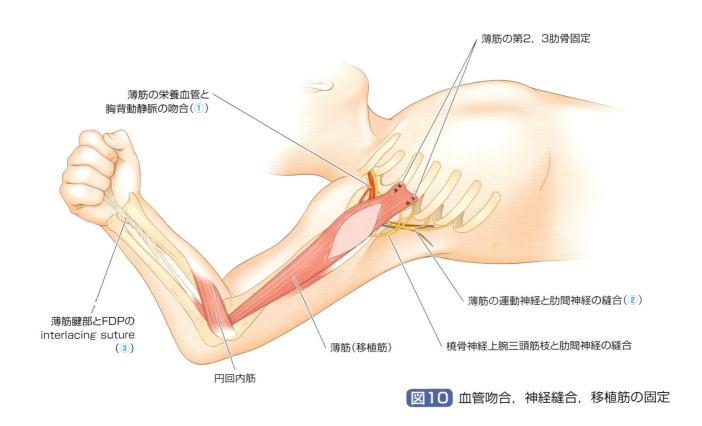

図10 血管吻合，神経縫合，移植筋の固定

5 創閉鎖，外固定

各所にドレーンを留置し，創閉鎖を行う．肘100°屈曲，前腕回内外中間位，手関節中間位，指屈曲位でギプスシーネ固定し，肩屈曲30°，外転60°でエアーバックス装具で固定する．しかし，吻合血管の緊張が肢位により左右されるため，固定角度は血管の緊張の良好な角度を優先させる．

6 後療法

1st FMTと同じである．

7 術後合併症

血行障害については1st FMTと同じだが，ここでは気胸の発生に注意する．

薄筋採取[4]

薄筋は大腿内側の浅層に存在し，恥骨結合外側で起始し，膝内側を通り，脛骨結節の遠位の脛骨内側（鵞足）に停止する 図11①。薄筋への血行はMathes＆Nahai分類Ⅱ型に分類され，主な栄養血管は大腿深動静脈より起こり，恥骨結合から約10cm末梢，筋腹の中枢1/3のレベルで薄筋に入る。

皮弁の血行は，大腿の中枢1/2では薄筋への主栄養血管から長内転筋と薄筋の筋間中隔を通る数本の筋膜穿通枝により栄養される 図11②。そのため，薄筋と長内転筋の筋間中隔を必ず含めて採取する。

薄筋を支配する運動神経は閉鎖神経前枝より起こる。閉鎖神経は閉鎖孔を通り大腿内側に現れ，前枝と後枝に分岐する。前枝は長内転筋と短内転筋に枝を出し，その筋間を通り走行して薄筋へ入る 図11③。主要血管の約1cm頭側から筋内に入る。閉鎖孔まで採取した場合，7～8cmの運動神経が採取可能である。

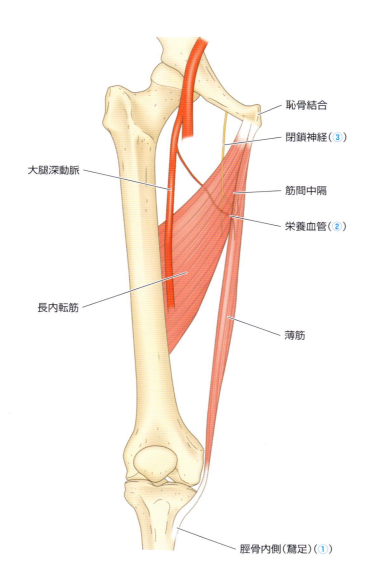

図11 薄筋の走行

1 皮切

長内転筋後縁の線が薄筋前縁のランドマークになる。皮弁はこの線上で恥骨結節より10cm末梢を中心に作製する 図12。紡錘状に作製するが，中枢の先端は前方に，末梢の先端は後方に位置する長軸に対して45°傾いた形でデザインする。

薄筋腱部を含めて筋肉全長を採取するには，膝後内側の切開（第2皮切）図12①と脛骨内側の切開（第3皮切）図12②が必要である。

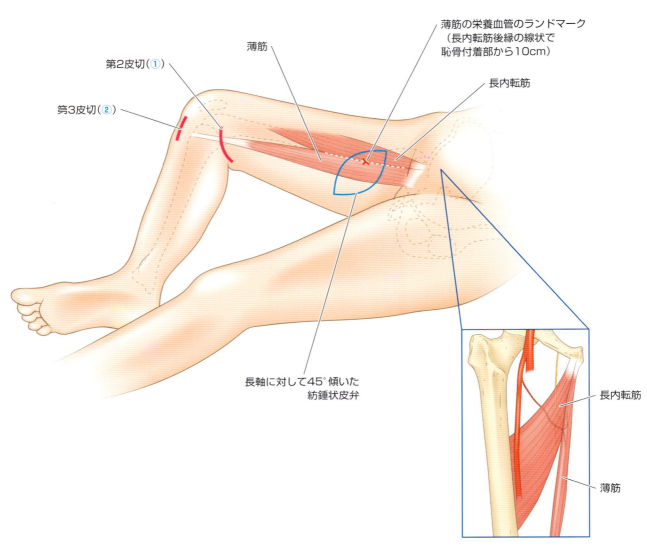

図12 薄筋の採取

2 薄筋の剥離

皮弁前縁に切開を加え，前方の長内転筋の筋膜上で，長軸に走行する大伏在静脈を確認できる。大伏在静脈は長内転筋と薄筋の筋間中隔の約2cm前方に存在する 図13 。そのため，大伏在静脈の後縁に沿って長内転筋の筋膜を切開すると確実に筋間中隔を皮弁内に含めることが可能である。

次に皮弁後縁の切開を行う。皮下を後方に剥離し，大内転筋の筋膜まで展開し，この筋膜を切開する。皮弁デザインの末梢レベル（薄筋の栄養血管から末梢に離れた安全なレベル）で薄筋を全周に剥離する 図14① 。

皮弁の末梢レベルで全周に剥離できれば，大腿末梢の皮下を持ち上げるようにして剥離を進める。大腿骨顆上部レベルまで剥離できたら，膝後内側に約2～3cmの横皮切を入れ（第2皮切），縫工筋を前方へ持ち上げ，薄筋腱を確認する 図14② 。ここから末梢へ剥離を進め，脛骨結節内側に小切開を入れ（第3皮切），薄筋腱の脛骨付着部を同定して腱を切離する。

> **コツ&注意 NEXUS view**
> 皮弁前縁を切開する際，前方は長内転筋，後方は大内転筋，裏面は短内転筋の筋膜を含めて薄筋を剥離する。これは皮弁の血行を確実にすることと，移植した筋肉の癒着を防ぎ，滑走を得るために重要である。

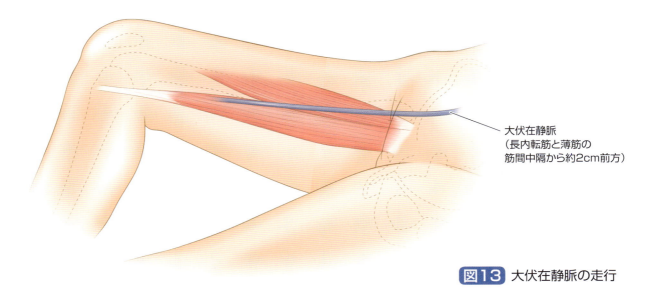

図13 大伏在静脈の走行

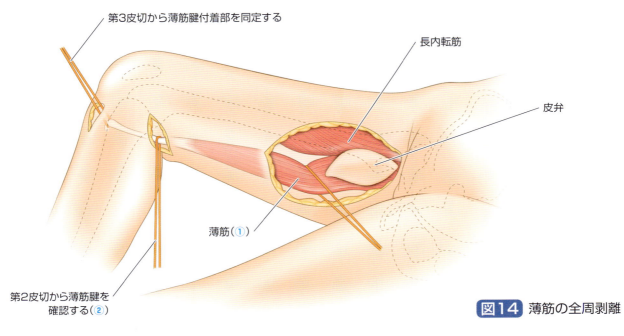

図14 薄筋の全周剥離

3 薄筋の栄養血管と運動神経の展開

　長内転筋の筋膜を中枢へ切離し，恥骨結節より10cm末梢のレベルで長内転筋を爪鉤で持ち上げ，薄筋との筋間中隔の中に血管束を確認できる 図15 。これを大腿深動脈に向かい剥離を進めていくが，血管の剥離が中枢に進むと長内転筋の内側からの展開が困難となるため，長内転筋の外側から大腿深動脈を展開すると分岐部の剥離が容易となる 図16 。

　運動神経は長内転筋の内側から閉鎖孔のレベルまで剥離し採取する。

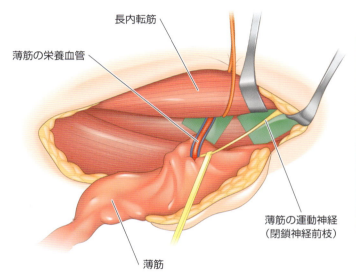
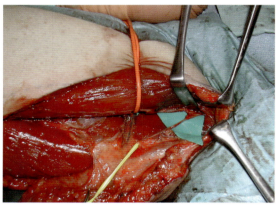

図15 薄筋の栄養血管と運動神経の展開

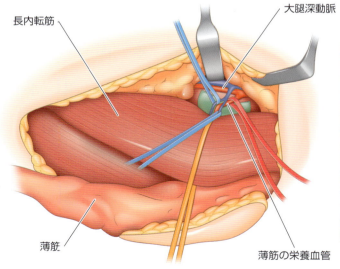
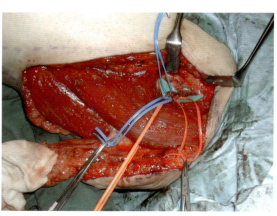

図16 薄筋の栄養血管分岐部の展開

神経，血管を切離し，恥骨の起始部を骨膜下に切離して薄筋の採取が終了する図17。

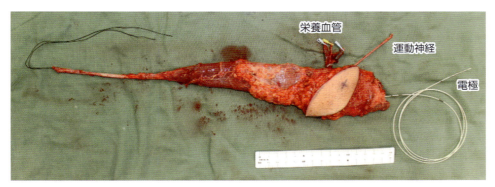
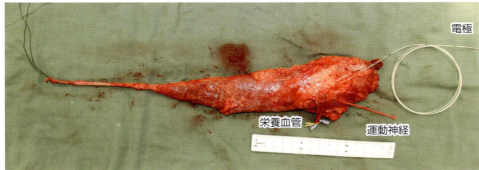

図17 採取された薄筋

4 モニタリング電極の留置

薄筋の筋膜下に，CMAPモニタリング用の硬膜外電極カテーテルを留置する。

5 創閉鎖

長内転筋と大内転筋の間を緩く縫合し，吸引ドレーンチューブを留置する。皮膚縫合後は死腔に血腫が貯留しないように弾性包帯でやや圧迫気味に巻く。

6 合併症

薄筋採取後には大腿内側に大きな死腔が形成されるために漿液腫（seroma）や血腫形成を生じやすい。吸引ドレーンの留置と術後の弾性包帯による圧迫固定が重要である。以前は皮弁を薄筋の長軸に沿ってデザインしていた。その頃は創縁周囲の皮膚壊死を合併することが比較的多かったが，デザインを斜めに変更することで創閉鎖時の緊張が軽減され，発生頻度が低下した。股関節の内転力が健側と比べて11％低下するとされているが，患者自身がADLで自覚するほどの機能障害は起こらない。

- DFMT法とは「肩機能再建術と計2回の機能的遊離筋肉移植術の総称」である。肩機能再建術と1st FMTは同時に行うことが多く，その2，3カ月後に2nd FMTを行う。2nd FMTで同時に上腕三頭筋枝や長胸神経を修復するため，受傷後期間の関係で2nd FMTを先に行うこともある。
- 腕神経叢全型麻痺であっても，必要なドナー運動神経やレシピエント血管に制限がある場合や治療期間などの患者の社会的理由により，1回のみの筋肉移植を行うことがある。その場合，1st FMTや2nd FMTで移植筋の末梢を橈骨に縫合して肘屈曲再建のみを行うことがある 図18 。他にも，1st FMTで末梢をFDPに縫合したり 図18b ，2nd FMTで末梢をEDCに縫合する場合もある。

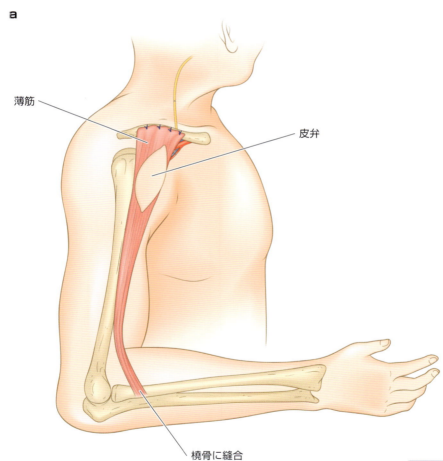

図18 1回のみの筋肉移植法

a：薄筋の末梢を橈骨に縫合する。

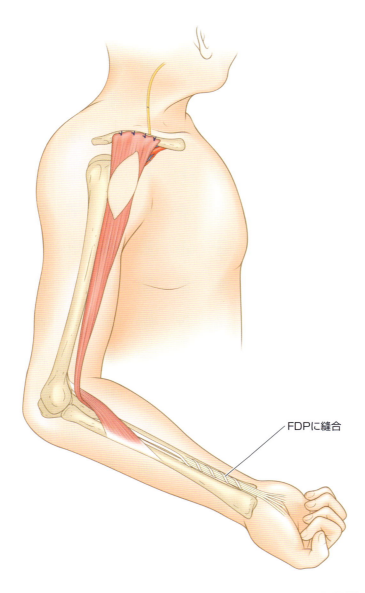

図18 1回のみの筋肉移植法（つづき）

b：1st FMTで薄筋の末梢をFDPに縫合する。

文献

1) Doi K, Muramatsu K, Hattori Y, et al. Restoration of prehension with the double free muscle technique following complete avulsion of the brachial plexus. Indications and long-term results. J Bone Joint Surg Am 2000；82：652-66.
2) 土井一輝. 腕神経叢麻痺の診断と治療：研修医に必要な基礎知識. 日整会誌 2009；83：377-89.
3) 服部泰典, 土井一輝. 腕神経叢損傷に対する手術 副神経移行術. 新OS NOW 9 神経修復術と機能再建手技. 東京：メジカルビュー社；2001. p33-9.
4) 坂本相哲, 土井一輝, 服部泰典, ほか. 機能的遊離筋肉移植術後のCMAPモニタリング. 日マイクロ会誌 2018；31：48-56.
5) Hatrori Y, Doi K, Abe Y, et al. Surgical approach to the vascular pedicle of the gracilis muscle flap. J Hand Surg Am 2002；27：534-6.

そのほかの臨床でよくみる神経損傷・麻痺・疾患

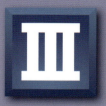

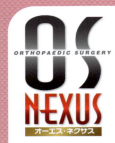

III. そのほかの臨床でよくみる神経損傷・麻痺・疾患

副神経損傷に対する腓腹神経移植術

国立病院機構金沢医療センター整形外科 **池田 和夫**

Introduction

術前情報

●解剖

　副神経（accessory nerve）は第XI脳神経であり，純運動神経である。延髄〜頚髄の上半分に起始核がある。延髄根と脊髄根が合体して副神経幹を作り，舌咽（IX）・迷走（X）神経とともに頚静脈孔の前部を通って頭蓋底の外に出る。内枝（延髄根）は迷走神経に合流する。外枝（脊髄根）は下外方に走行し，胸鎖乳突筋および僧帽筋に分布する。問題となるのは，この外枝である。以後，副神経とはこの外枝のことを指す。

　大耳介神経（C3-C4）が胸鎖乳突筋の後縁中央部の高さで出て，真上に上がって耳介に達する。頚横神経（C3）はこの大耳介神経のすぐ下から出て，胸鎖乳突筋の前を回って前方に走行し前頚部皮下に分布する。副神経は，胸鎖乳突筋に筋枝を出しながら胸鎖乳突筋後縁から後頚三角部に出てくる。ここは，大耳介神経出現部位から約0.5〜2.0cm上方である。後頚三角とは，前縁を胸鎖乳突筋，後縁を僧帽筋，下縁を鎖骨で囲まれた区画で，外頚静脈，リンパ節，副神経が存在する。副神経は後頚三角部を下後方に斜走し，僧帽筋前縁に入り筋枝を出す。この後頚三角部で走行する深さは浅く，皮下脂肪層を走行している 図1。

●臨床

　後頚三角部で副神経と並走するようにリンパ節が存在することが，臨床的に問題を生じさせている。多くは耳鼻科医がリンパ節生検を行う部位であり，その合併症として副神経損傷が生じている[1]。副神経は頚部リンパ節に隣接して走行していることと，副神経が意外と浅く皮下脂肪層内を走行していることが損傷する理由である。また，リンパ節生検は局所麻酔と小さな皮切で行われることが多く 図2，出血する術野で視野の悪いなか，リンパ節を摘出しようとして，並走する副神経を損傷すると考えられる。

手術進行

1. 皮切，展開
2. 神経断端確認，神経剥離
3. 神経縫合
4. 神経移植の判断
5. 腓腹神経の展開，採取，移植
6. 後療法

副神経損傷に対する腓腹神経移植術

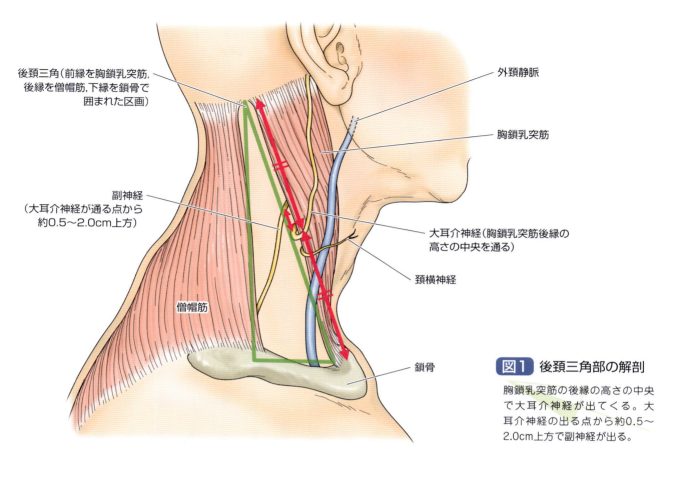

図1 後頸三角部の解剖

胸鎖乳突筋の後縁の高さの中央で大耳介神経が出てくる。大耳介神経の出る点から約0.5〜2.0cm上方で副神経が出る。

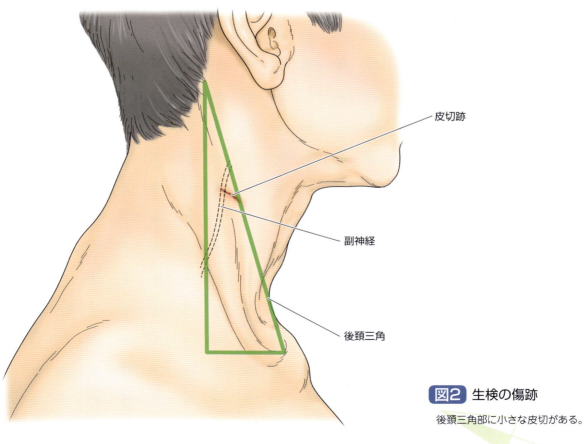

図2 生検の傷跡

後頸三角部に小さな皮切がある。

113

●診断

　副神経は純運動神経であるが，切られた瞬間には患者は「電撃痛」を感じ，「跳び上がるような衝撃を受けた」と話すことが多い．筋鉤などの牽引損傷で一過性神経伝導障害（neurapraxia）を受けた場合でも，後に強度の肩こり感を訴えたり，肩甲帯のこわばり・痛みを訴えることがある．

　副神経損傷では，運動麻痺として肩関節挙上困難を訴えるが，僧帽筋の上部線維が肩峰に，下部線維が肩甲棘内側部に停止しているため，僧帽筋の収縮で肩甲骨は上方回旋をする 図3a．これは肩甲・上腕リズムで重要な作用であり，肩甲骨が上方回旋することで，180°の挙上が可能になる．しかし，僧帽筋麻痺が生じると，肩甲骨の上方回旋が失われ，土台が不安定になるため肩関節の挙上は90°程度に制限されてしまう 図3b．また，静的に肩甲骨を頚椎から懸垂している線維が麻痺するため肩が下垂し，肩こりの原因ともなる．長胸神経麻痺でも肩甲骨の位置異常が生じる（翼状肩甲）が，その程度は副神経麻痺よりも高度で，壁を押すと強く肩甲骨が胸郭から離れる．副神経麻痺の翼状肩甲は軽度で，肩甲骨の下垂のほうが顕著である．

●適応と手術時期

　副神経損傷のほとんどが医原性であることから，再び局所を展開する手術をためらう気持ちになるのは十分理解できる．しかし，相談を受けたら，すぐにその時点で手術をすべきである．「臨床」の項で述べたように，多くは出血して視野の悪いなかで，副神経の存在を意識せずに操作をしたはずであるので，副神経を損傷している確率が高い[2]．損傷程度は異開しない限り判明しないので，結局は切断されていたのに無駄に数カ月の経過を見てしまうほうがよくない．たとえ，有連続性の損傷であっても，癒着からくる神経障害を解除する神経剥離術は神経回復を早めるため，早期手術の意義が大きい．

　副神経は純運動神経であり，神経縫合の成績は他の混合神経に比較して良好である．従って，損傷後1年経過していても，神経縫合または神経移植を行う価値はある[3]．術前には神経剥離で終わる場合，神経縫合で終わる場合，神経移植まで必要になる場合を患者に説明し，各々の準備をしておく必要がある．

●手術体位

　全身麻酔により，仰臥位で手術を行う．患側の頚部をみやすくするため，健側に頚部を回旋させ，軽度頚部を伸展させる．患側と同側の下腿も移植神経（腓腹神経）採取に備え，大腿部に止血帯を装着し，殿部の下に枕を入れ下腿後面がみやすい体位をとる．

> **コツ&注意　NEXUS view**
> 医原性副神経損傷をみたら，ためらわずに展開をして神経損傷程度を確認する．

副神経損傷に対する腓腹神経移植術

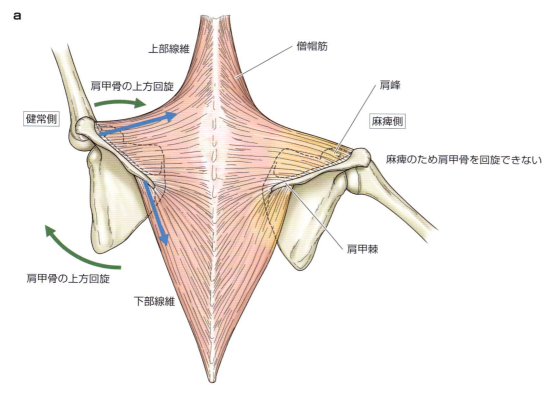

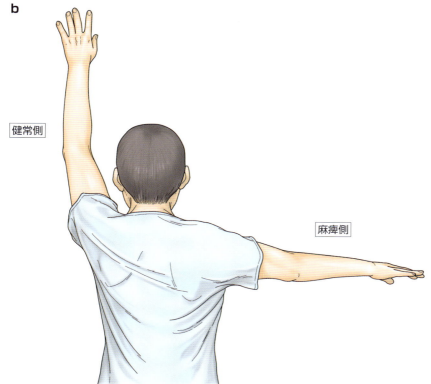

図3 副神経損傷での挙上運動

a：僧帽筋の作用で肩甲骨が上方回旋するので，肩関節が外転できる。
b：神経麻痺で左肩関節は90°以上の外転ができない。

❶ 副神経断端を見つけ出す。末梢が細くて困難なことがある。
❷ 神経に緊張がないように縫合する。必要なら神経移植をためらわない。
❸ 機能が回復するまで拘縮予防のリハビリテーションを継続する。

手術手技

1 皮切,展開

元の傷は小さいことが多いので,最初からジグザクの補助切開を入れ,大きく展開してしまい,瘢痕のない正常神経をみつけてから追及するのがよい 図4 。胸鎖乳突筋の後縁をたどれば,必ず大耳介神経がみつかり,そのすぐ上方で副神経が出てくる。

> **コツ&注意 NEXUS view**
> 皮切,展開の際にはためらわずに補助切開を入れ,広い視野で正常部位から神経断端を探す。

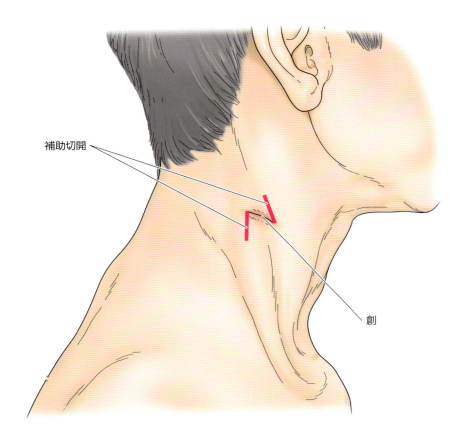

図4 皮切,展開
創に補助切開を加え,皮切する。

116

2 神経断端確認，神経剥離

　健常神経が展開できたら，神経の下にシートを敷くとその後の操作をしやすくなる。そして，必ずここで手術用顕微鏡を入れる。手術用顕微鏡を用いないと，神経を瘢痕から剥離するときに神経を損傷してしまう心配がある。また，神経を扱うときには必ずatraumaticな手技を心掛け，つまむのは神経上膜のみとする。神経そのものをつまむと挫滅され再生が妨げられるので，扱いに注意する。健常部位をみつけたら，そこから瘢痕部位に向かって神経剥離をしていく 図5 。

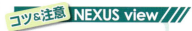

コツ&注意 NEXUS view
神経を扱うときには手術用顕微鏡を使用する。

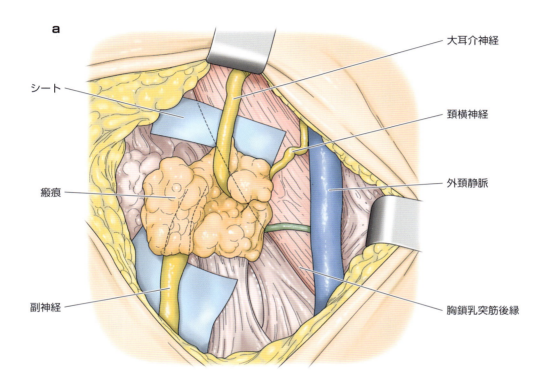

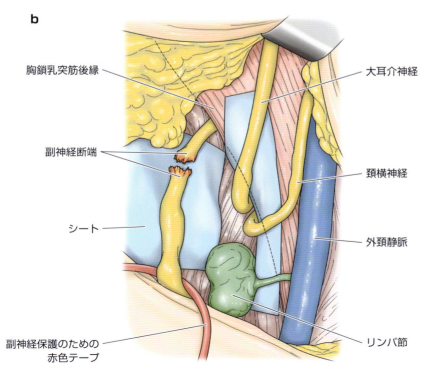

図5 神経断端確認
a：瘢痕のなかに副神経がある。
b：副神経剥離を行うと断端が確認できる。

3 神経縫合

　神経縫合法は，神経上膜縫合法（epineural suture），つまり神経上膜のみに糸をかけて縫合する方法を用いる 図6 [4]。副神経は混合神経のように神経束を多くもたないので，神経上膜を単純に縫合して適合させることが可能である。また，純運動神経であるので，知覚神経と運動神経を縫合してしまう，いわゆるmisdirectionの心配がない。

　縫合糸は8-0のナイロン糸を使用する。縫合数は神経束が漏れ出ない程度の本数で，あまり密な縫合は必要なく，4針程度の縫合でよい。

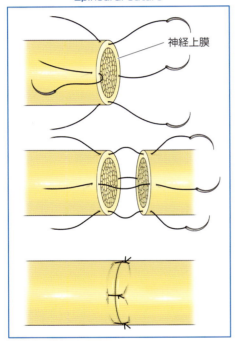
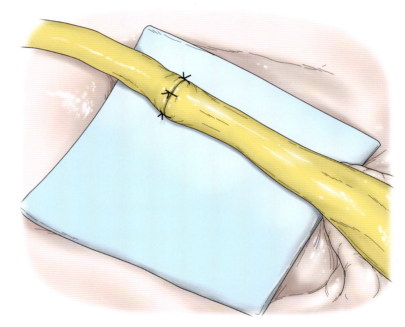

図6 副神経縫合法

副神経上膜のみを縫合するepineural sutureを用いる。

4 神経移植の判断

　神経欠損がある場合には，端端縫合にするのか，神経移植をするのかの判断が求められる．神経移植では再生神経が2箇所の縫合部を越えなくてはならないのと，神経直径が移植神経では適合が難しいなどの問題点がある．上肢などでは関節を曲げて緊張を緩和することができるが，副神経の場合には，欠損の緊張緩和処置はできない．過度な緊張で縫合すると，神経再生には不利であり機能回復が神経移植よりも劣る．従って，欠損が大きく縫合部の緊張が強いときには，神経移植をためらってはいけない．欠損長の目安としては，およそ10 mmを超えたら移植が望ましいと考えている．鑷子でつまんで容易に寄らないようでは移植を考える 図7 ．

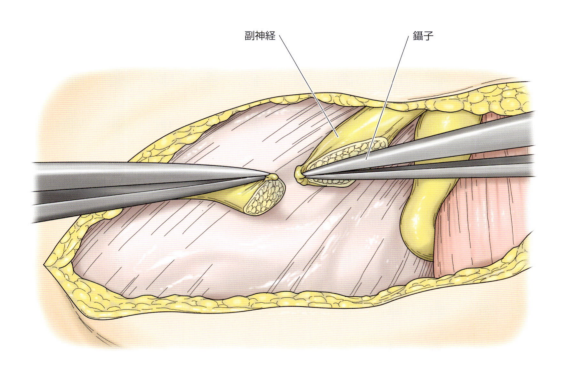

図7 神経移植の判断
緊張があり，副神経断端が寄らなければ神経移植を考慮する．

5 腓腹神経の展開，採取，移植

神経移植が必要と判断されれば，腓腹神経の採取に移る。まず，外果後面でアキレス腱と外果の間に皮切を入れて，皮下で腓腹神経を確認する。そこから，中枢に神経を追求する 図8 。腓腹神経は1本か2本で十分な太さがある。

> **コツ&注意 NEXUS view**
>
> 副神経に10mmを超える欠損があれば，腓腹神経移植を考える。

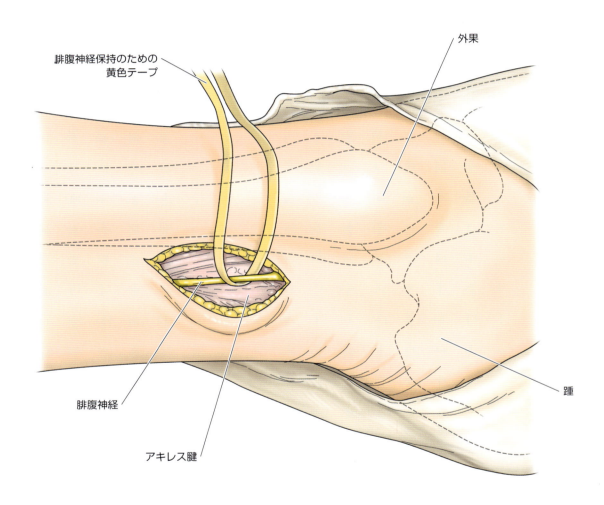

図8 腓腹神経の採取
アキレス腱と外果の間で腓腹神経を確認し採取する。

6 後療法

縫合部に緊張がなければ，特別に外固定は行っていない。緊張が心配な場合は，対側への頚部回旋と頚部伸展を2週間ほど禁止するため，ポリネックカラーを装着する。神経移植を行う場合には，余裕をもって移植しているので，外固定はしない。機能が回復されるまで，ビタミンB12の内服投与を続けている。機能回復が得られるまでの期間は，肩関節の拘縮の予防が必要である。筋収縮が認められてきたら，重力の影響を排除するために，仰臥位での肩すくめ運動や肩関節外転訓練から始める。後頚三角部での神経修復であれば，おおむね半年で重力に抗して肩関節は動き始める。

文献

1) Park SH, Esquenazi Y, Kline DG, et al. Surgical outcomes of 156 spinal accessory nerve injuries caused by lymph node biopsy procedures. J Neurosurg Spine 2015；239：518-25.
2) 鬼塚哲郎. 副神経を切断してしまった. 耳喉頭頸 2018；90：60-2.
3) 後藤 渉. 副神経麻痺. 最新整形外科学大系. 第13巻 肩関節・肩甲帯. 高岸憲二編. 東京：中山書店；2006. p.312-8.
4) 池田和夫. 急性期の神経損傷. OS NEXUS No.3 手・手関節の骨折・外傷の手術. 岩崎倫政編. 東京：メジカルビュー社；2015. p.48-55.

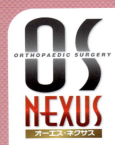

Ⅲ. そのほかの臨床でよくみる神経損傷・麻痺・疾患

胸郭出口症候群に対する診断と第1肋骨切除術

慶友整形外科病院整形外科・慶友関節鏡センター　船越　忠直
慶友整形外科病院整形外科・慶友スポーツ医学センター　古島　弘三
慶友整形外科病院スポーツ整形外科　草野　寛

Introduction

　胸郭出口症候群（thoracic outlet syndrome；TOS）は，症状が多彩で明確な診断基準に乏しい。しかし，実際の臨床において，患者が訴えることだけでは末梢神経障害を疑わない場合も少なくない。Roos[1]は，"TOS is underdiagnosed"と報告している。また，手術療法は比較的良好な成績が示されている一方で，手術適応に一定の見解はない。さらに，手術手技についてはRoosのtransaxially approachがよく用いられ良好な成績が示されているが，手術野が深く視野が不十分で手術手技の理解と習得が困難であること，大血管，腕神経叢の処置については重篤な合併症のリスクが皆無ではないことから，手術に踏み切ることができず，保存療法のみの選択がされることが少なくない。さらに，手術時期が遅れることにより，症状の改善が限定的である可能性も報告されている。

　一方，近年のsurgical deviceの発達により，より安全で低侵襲な手術療法が可能となってきた。著者ら[2]は，以前よりtransaxially approachによる第1肋骨切除を主に行っており，当院の古島が2012年より内視鏡を導入した術式を行っている。著者らは内視鏡を導入することにより，手術の安全性を担保するのみならず，病態の把握とTOS自体の診断と手術適応の見直しにつながると考えている。大柄や肥満の患者では，直視での観察が非常に困難になる例があるが，内視鏡はこれらの症例に対しても十分な視野の確保を可能とする。術後に再発をみる症例があること，スポーツ症例においては鎖骨が大きく動くため，肋鎖間隙を十分に保つためにも第1肋骨の切除は十分に行うことが望ましいが，第1肋骨の外側〜後方に存在する前鋸筋，中斜角筋の付着部はバリエーションが多く視野も深いため，それらを直視下で十分に確認するのは困難なことが多い。内視鏡を併用することで，神経・血管を十分に保護しつつ，十分な範囲の第1肋骨切除ができると考えている。

　内視鏡を併用することの利点は多いが，まずは，術者のみならず助手にも胸郭出口部の十分な解剖学的知識の獲得と神経血管剥離の一般的な手術手技が必要であり，さらに本術式に合わせた内視鏡手技の習熟が必要である。いまだ不明の病態（最小斜角筋，Gilliatt-Sumner handなど）も存在し，関節弛緩性を合併している，いわゆる牽引型とよばれるような病態も存在することから，TOS様の症状を訴える患者に対して，病態，解剖の理解がなく，第1肋骨を部分的に切除するのみ，もしくは斜角筋を部分的に切離するのみの手術を安易に行うことは慎むべきと考える。病態によってはtransaxially approachのみならず，経鎖骨上窩進入法が必要となることがあることも検討すべきである。

　ここでは，当院におけるTOSに対する診断および治療方針，保存療法，内視鏡を併用したtransaxially approachによる第1肋骨部分切除術，斜角筋切離術について解説する。

術前情報

●解剖
　胸郭出口部は，鎖骨と第1肋骨の間にある間隙で腕神経叢と鎖骨下動静脈が通過する。神経と血管が圧迫される部位により，①斜角筋症候群，②肋鎖症候群，③小胸筋症候群と名付けられ，これらをまとめてTOSとよばれる 図1 。

●診断と治療方針
　末梢神経障害ではあるが，橈骨神経，正中神経，尺骨神経，腋窩神経などを含む腕神経叢の部分的な症状，もしくは全部と考えても矛盾しない。関節周囲の局所の圧痛のみにとらわれず，神経に沿った圧痛，Tinel様徴候の有無，関節動揺性（肩甲骨および肩甲上腕関節）またはいわゆる肩不安定症についても目を向ける必要がある。

手術進行

1. 麻酔，体位，皮切，ポータルの作製
2. 神経血管束，斜角筋の確認
3. 斜角筋剥離と肋骨部分切除
4. 神経血管束の解放と胸膜損傷の確認
5. 後療法

①問診

患者自身は痛みの場所と症状を表現できないことが多い。痛みの部位，症状，しびれ，日常生活動作（activities of daily livings：ADL）制限（シャンプー，ドライヤー，電話，つり革など），頭痛の有無などを明らかにして，年齢，外傷歴の有無，スポーツ歴などを聴取する。

②理学所見

視診にて筋萎縮や皮膚異常（発汗低下，異常感覚のための垢蓄積など），関節腫脹を確認する（可及的に脱衣して）。特に手内在筋の萎縮はC8，Th1神経根の症状であるため見逃してはならない。圧痛の部位（斜角筋三角，鎖骨上窩，四辺形間隙，肩鎖関節，肩関節周囲，橈骨神経，正中神経，尺骨神経領域）を幅広く観察する。頚椎病変（反射異常亢進，病的反射など）の有無，関節腫脹（関節リウマチなど）の有無，全身関節弛緩性を確認する。特殊テストとして，Adson's test，Allen's test，Eden's test，Wright testがあるが，いずれも脈拍の低下，消失をみるものであり，後述するように鎖骨下動脈の圧迫程度を評価することが併走する末梢神経絞扼の状況を必ずしも適切に評価できるものではないと考えられる。当院の検討ではRoos test（elevated arm stress test）が最も感度が高く，保存療法に対する抵抗性の判断にも有用と考えている[4]。

> **ミニ情報**
>
> **四辺形間隙**
>
> 肩後面に位置し，上腕三頭筋長頭腱外側縁，上腕骨外科頚内側縁，広背筋腱および大円筋上縁，小円筋下縁に囲まれ，後上腕回旋動脈と腋窩神経が含まれる。
>
> **Roos test (elevated arm stress test)**
>
> 肩外転90°，肘屈曲90°で掌握運動を繰り返す[3]。原著では3分間以内に上肢のだるさ，痛みのために上肢保持，掌握運動の持続が不可となるとあるが，重症な場合は15秒以内に不可となることもある。

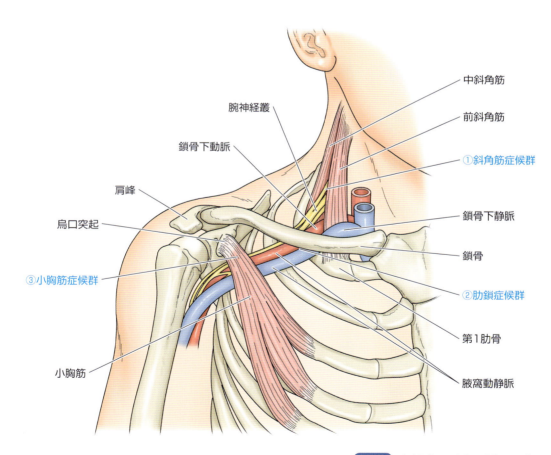

図1 胸郭出口症候群（TOS）の解剖学的位置

①斜角筋症候群：前斜角筋と中斜角筋の間
②肋鎖症候群：鎖骨と第1肋骨の間の肋鎖間隙
③小胸筋症候群：小胸筋の肩甲骨烏口突起停止部
これらの総称がTOSである。

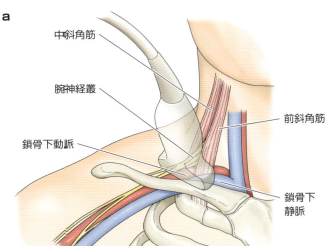
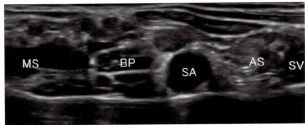
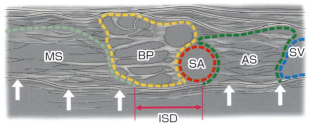

MS：中斜角筋
BP：腕神経叢
SA：鎖骨下動脈
AS：前斜角筋
SV：鎖骨下静脈
矢印：鎖骨

（文献5より許可を得て引用）

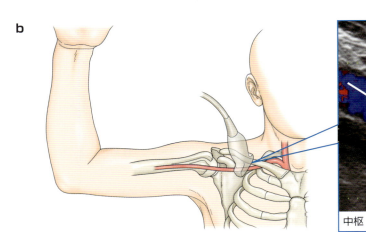

（文献6より許可を得て引用）

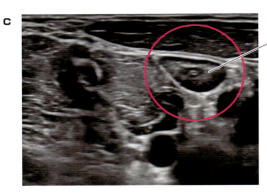

鎖骨下動脈の血栓

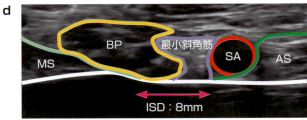
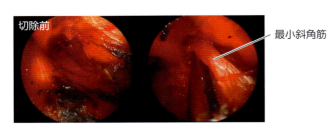
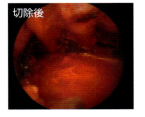

平均PSV	無症候性	手術を要した症例
下垂位	114.7cm/s	105.0cm/s
外転外旋位	115.7cm/s	76.8cm/s
挙上位	120.9cm/s	38.3cm/s

PSV：収縮期最大血流速度

図2 超音波検査

a：斜角筋三角（ISD）の計測。
b：血流量速度の計測
c：鎖骨下動脈の血栓がみられる。
d：最小斜角筋の判断には内視鏡所見との整合が必要。

③超音波検査

TOSの原因として軟部組織によるもの（斜角筋停止部の破格，斜角筋肥大，最小斜角筋，異常線維束，腫瘍など）が70％と報告されている。超音波検査はこれらを評価するのに重要である。著者らは，前～中斜角筋の停止部に着目し，斜角筋三角の底辺間距離（interscalene distance；ISD）を超音波にて計測し，軟部組織の状態を診断の一助としている 図2a [5]。

さらに，鎖骨下動脈狭窄の定量評価として超音波による血流量速度計測を行っている。挙上位で有意に鎖骨下動脈血流量が低下した患者が，術後に症状が有意に改善したことを確認している。また，これらの検者間，検者内信頼性は十分であった 図2b [6]。

しかし，なかには鎖骨下動脈の血栓 図2c がみられたり，最小斜角筋がみられ，一見するとISDが大きいにもかかわらず，術中に高度の圧迫がみられる症例も存在することから，判断には超音波検査の習熟と内視鏡所見との整合が必要と考える 図2d。

④単純X線，単純CT，造影CT，MRI，筋電図

Overheadスポーツ選手においては，第1肋骨疲労骨折が合併する場合がある。

単純X線にて疲労骨折，頸肋，両側の肩甲骨位置，弛緩性を確認する。単純CT，造影3D-CTにおいて，上肢挙上位にて肋鎖間隙の狭小化を確認する 図3a。上肢挙上位にて鎖骨下動脈の狭小化と血流途絶がみられることがある 図3b。MRIではPancoast腫瘍などの腫瘍性疾患などがないことを確認する。手内在筋などに筋萎縮がみられる症例では筋電図検査を行い，電気生理学的にC8，Th1神経根の選択的な脱神経所見，および肘部管，手根管症候群の合併などを除外しておく[7]。

> **コツ&注意　NEXUS view**
>
> 第1肋骨が高エコー像となるように描出する。傾斜角度の統一をする。鎖骨下動脈が円形になるように描出する。回旋角度の統一を行う。

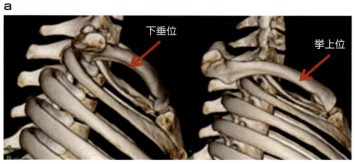

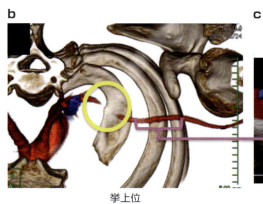

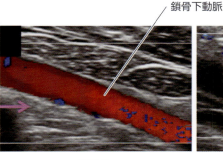

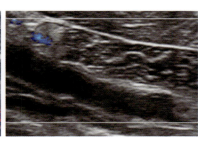

図3 造影3D-CTおよび超音波ドップラーによる画像検査

a：挙上位にて肋鎖間隙の狭小化を確認する。
b：挙上位にて，鎖骨下動脈の狭小化と血流途絶がみられる。
c：超音波ドップラーにて挙上位では血流途絶がみられる。

診断基準のまとめ
①肩から上肢にかけての複数の神経刺激症状・血管圧迫症状が存在し，長時間持続するかあるいは反復性である。
②胸郭出口部での圧痛，Wright testまたはRoos testが陽性である。
③頚椎疾患および主病変と考えられる末梢神経疾患を除外できる。
④超音波による斜角筋間距離の狭小化，血流速度の減少，神経血管走行の異常，異常線維，血栓の存在などがある。
⑤造影3D-CTにて鎖骨下動脈の狭小化がみられる。

●治療方針
①保存療法
　肩甲骨と肩甲上腕関節の安定化（広背筋，僧帽筋，前鋸筋，肩甲挙筋，腱板など）と可動性（肩甲胸郭関節，肩甲上腕関節，胸鎖関節）を意識したリハビリテーションプログラムを行う。同時に頚部の可動性に対しても直接間接のストレッチを行う。しかし，高度な血管狭窄，血栓，上肢挙上がまったく困難な例などの場合には，リハビリテーションにより症状の悪化をきたす場合があり，十分な注意が必要である。

②手術適応と禁忌
　手術適応は，これまでさまざまな意見があり，保存療法により多くが軽快すると考えられている。一方，内視鏡による in vivo での詳細な解剖学的検討が可能となったことにより，重篤な症状を示す患者の多くが，胸郭出口部での神経血管束と周囲筋群（斜角筋など）の解剖学的変異を伴うことが明らかとなってきた。著者らの検討では，動脈の圧迫は明らかでなくとも神経のみ圧迫がある症例が多く存在することが確認できた。このことは，従来行われてきた動脈造影のみでは，必ずしも神経の圧迫を正しく評価できないことを示している。特に手内筋などに筋萎縮がみられる症例では，C8, Th1神経根，下神経幹の圧迫を解放する必要があり，より慎重な手術操作を要する。著者らは，術前に正しく筋肉と神経，および血管の解剖学的位置を評価することが，TOSの治療方針の決定につながると考えており，現在は超音波を用いた評価も同様に行っている。これらが病態把握と手術適応の選択へとつながる可能性がある。
　禁忌としては，Pancoast腫瘍などの腫瘍性病変や，大きな動脈瘤・動静脈完全閉塞例では血管外科にもコンサルトする必要がある。

③スポーツと非スポーツ
　近年，スポーツ選手，特に投球動作を伴うスポーツ選手にTOSを合併することが注目されている。しかし，TOSが正しく診断されず，肘部管症候群など，他の部位の手術を行っても症状の改善がみられなかったため，現代の医療から見放された状態で来院する例も経験する。著者らの研究結果では，スポーツ選手と非スポーツ選手におけるTOSの患者背景，主訴，手術成績は大きく異なっていた[8]。スポーツ選手における発症機序と前述の手内筋萎縮を伴うような非スポーツ群におけるTOS発生機序が異なり，手術の成績も異なる可能性があることから，各症例を十分に検討して注意深い治療が必要である。

❶痛みの部位と症状のみでは末梢神経障害を疑わない患者のなかにTOSが隠れている。
❷内視鏡アシストによる病態把握と手術法の進歩により，適切な手術適応と低リスクかつ十分な除圧の手術が可能となった。
❸基本的には標準的な手術ではない，いまだ不明の病態が存在する（最小斜角筋，Gilliatt-Sumner handなど）。

手術手技

当院オリジナルの手術法を紹介する。

1 麻酔，体位，皮切，ポータルの作製

全身麻酔により行う。側臥位でSPIDER 2 Limb Positioners®（Smith & Nephew社）を使用し，上肢を牽引することで，肩甲骨が持ち上がり肋鎖間隙が広がるようにセットする 図4 。大胸筋〜広背筋間の第3〜4肋骨高位で約5〜8cmのtransaxially approachにて進入する 図5 。第2肋間上腕皮神経に注意する（後に上腕内側に痺れが残ることがある）。胸壁に沿って展開，肋骨を確認しつつ展開していく。ポータルは広背筋の前方に作製し，カニューラを挿入する。皮切と近すぎると術中の操作に支障が出る。

> **コツ&注意 NEXUS view**
> 胸壁に密着して展開していく（止血操作をしっかり行う）。SPIDER 2 Limb Positioners®を用いて肋鎖間隙を開く。

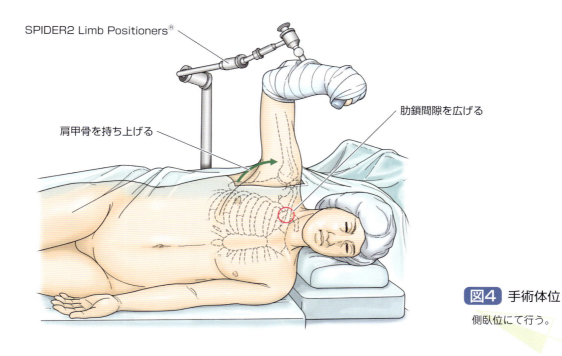

図4 手術体位
側臥位にて行う。

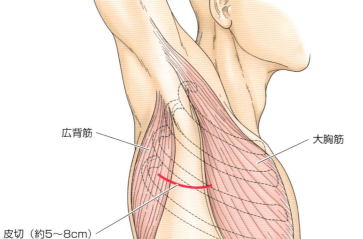

図5 皮切
大胸筋〜広背筋間の第3〜4肋骨高位で約5〜8cmのtransaxially approachを行う。

2 神経血管束，斜角筋の確認

　胸壁に沿って，頭側へ向け，第1肋骨表面を剥離した後，前・中斜角筋停止部周囲を剥離していく。できるだけ肋骨側で止血する。展開の後方は後斜角筋と前鋸筋前縁までを目標とする。神経血管束を確認できたら，大きな筋鉤で神経血管束を引き上げて視野を確保する 図6a 。鎖骨下動脈の拍動を確認しながら，その周囲を丁寧に止血し展開する。前斜角筋を確認し，前斜角筋の厚み，大きさ，ISDを計測する 図6b 。この際に神経と鎖骨下動脈・静脈それぞれの走行を確認し，圧迫，牽引の状況を観察しておく。

> **コツ&注意　NEXUS view**
> 大きな筋鉤で術野を展開するが，神経血管束を強く圧迫しない。

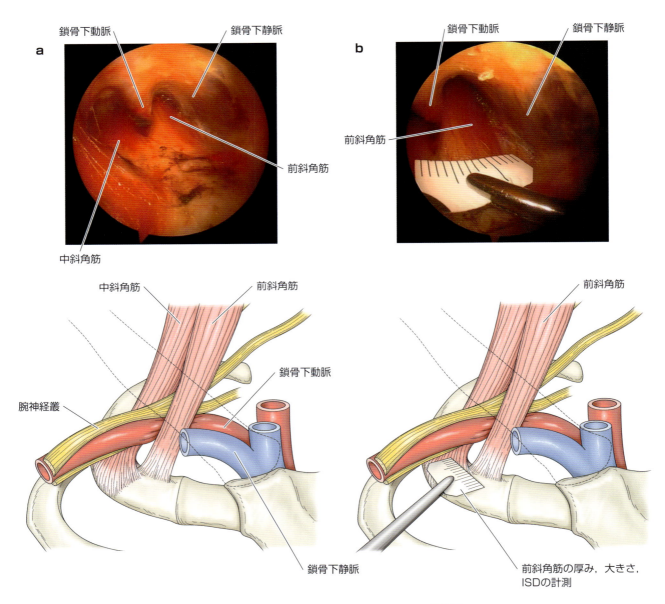

図6　神経血管束，斜角筋の確認
a：胸郭出口部を鏡視で確認する。
b：前斜角筋の厚み，大きさ，ISDを計測する。

3 斜角筋剥離と肋骨部分切除

前・中斜角筋を第1肋骨からオリジナルのラスパトリウム（Furu model，栗原医療）あるいは柄の長いラスパトリウムを用いて剥離する。この際に必ず，内視鏡を用いて解剖学的位置を確認しつつ第1肋骨に密着して前・中斜角筋停止部を剥離する 図7a。

前鋸筋の第1肋骨前縁の起始部は強固なため肋骨の内側裏側を剥離してから鋭的に切離してもよい。盲目的な処置は血管，神経，胸膜の損傷につながる。中斜角筋，前鋸筋が特に張り出している場合には十分な視野が得られるように肋骨から剥離しておく。次に，第1肋骨を大きなリウエルでpiece by pieceに咬除する 図7b。

前・中斜角筋は肋骨の下面および胸膜と連続している場合があるので，肋骨の前方部分を咬除してから再度内視鏡で確認しながら剥離する。第1肋骨の切除範囲は，後方では咬除端と神経が接触しないところまで，また投球動作を伴う選手では，鎖骨の後方移動を考慮して，中斜角筋停止部より十分に後方まで切除する。前方は鎖骨下静脈を十分に保護しながら前斜角筋停止部の前方まで咬除する。

> **コツ&注意　NEXUS view**
> 術中に頭を上げ，背中側に倒して体位を変え，第1肋骨にアプローチをしやすくする。

> **トラブル　NEXUS view**
> 第1肋骨切除時にT1神経損傷に注意する。
> 鎖骨下静脈は非常に薄いため，絶対に損傷させてはならない。
> 内視鏡をリウエルで噛まないように注意する。

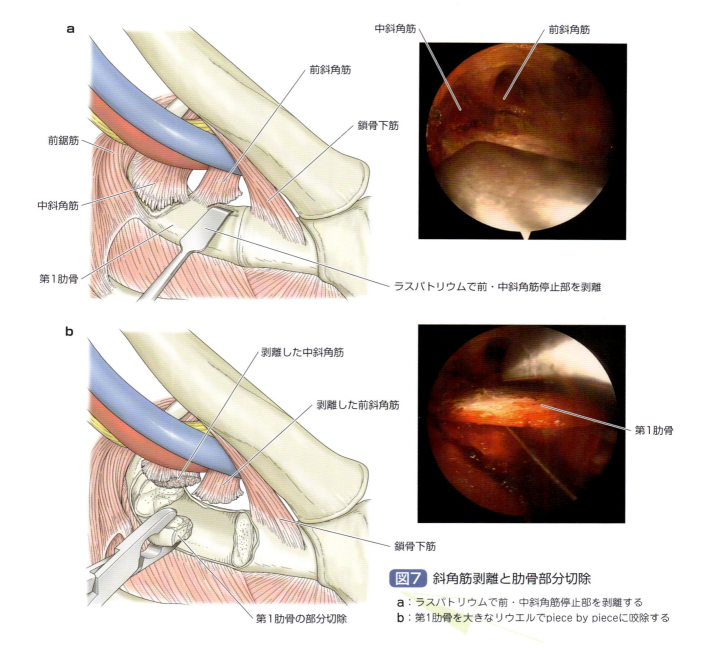

図7　斜角筋剥離と肋骨部分切除
a：ラスパトリウムで前・中斜角筋停止部を剥離する
b：第1肋骨を大きなリウエルでpiece by pieceに咬除する

4 神経血管束の解放と胸膜損傷の確認

　鎖骨下動脈と腕神経叢の間に異常線維束や最小斜角筋などの破格の有無を確認する。十分に胸郭出口部の解放がされれば神経と血管の緊張が緩むのが確認される 図8 。

　最後に胸膜損傷の有無を確認するため，洗浄の際に生理食塩水を術野に充満させたのちに，麻酔科医に肺を加圧してもらい，気泡を確認すること（bubbling test）で胸膜損傷の有無を調べる。問題なければペンローズドレーンを留置し閉創する。ドレナージは，縦隔気腫を防ぐため，あまり第1肋骨の奥まで留置しすぎないようにする。さらに術後，皮膚縫合後に胸部単純X線を撮影し気胸，縦隔気腫がないことを確認する。胸膜損傷があれば，胸腔ドレーンを2～3日留置する。

> **コツ&注意　NEXUS view**
> 神経剥離周囲の止血操作を十分に行う。特に斜角筋切離端は確実に止血を行う。

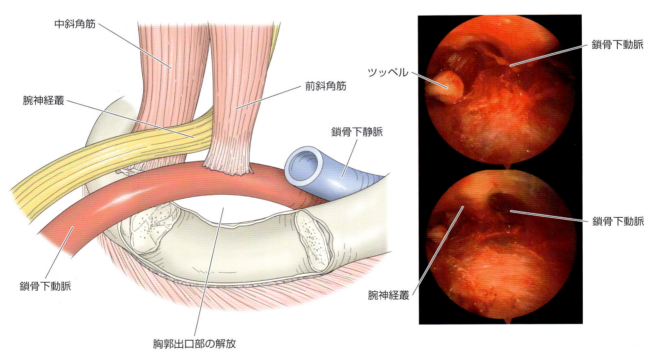

図8 神経血管束の解放と胸膜損傷の確認
胸郭出口部の解放を確認する。

5 後療法

　手術当日はトイレまでの歩行と，翌日には院内歩行，階段昇降も許可する．通常術後3～4日で退院するが，術後2～4週は買い物や散歩程度とし，症状を確認しながら日常生活，ジョギングを許可する．スポーツ復帰は概ね術後3カ月を要する．術後は上肢挙上位での筋力トレーニングは控えるよう指導する．

文献
1) Roos DB. Thoracic outlet syndrome is underdiagnosed. Muscle Nerve 1999；22：126-9；discussion 137-8.
2) 古島弘三, 古賀龍二, 岩部昌平, ほか. 野球選手の胸郭出口症候群に対する手術方法と成績－鏡視下手術の有用性に着目して－. 肩関節 2015；39：777-82.
3) Roos DB. Congenital anomalies associated with thoracic outlet syndrome. Anatomy, symptoms, diagnosis, and treatment. Am J Surg 1976；132：771-8.
4) 村山俊樹, 古島弘三, 宮本　梓, ほか. 胸郭出口症候群を発症した野球選手における手術症例の臨床像－保存的治療群との比較－. 日整外スポーツ医会誌 2018；38：31-5.
5) 井上　彰, 古島弘三, 草野　寛, ほか. 胸郭出口症候群診断のための斜角筋三角底辺間距離計測の信頼性と再現性－術前超音波所見と術中内視鏡所見との比較－. 日整外スポーツ医会誌 2018；38：51-6.
6) 井上　彰, 古島弘三, 宇良田大吾, ほか. 鎖骨下動脈における血流速度測定の信頼性と第一肋骨切除術前後の血流速度変化における検討. 日整外スポーツ医会誌 2017；37：53-8.
7) 堀内行雄, 伊藤恵康, 里見和彦, ほか. 上肢の神経症状を呈した頚肋の2治療経験. 整形外科 1989；40：1379-83.
8) 草野　寛, 古島弘三, 井上　彰, ほか. 胸郭出口症候群の発症における特徴－スポーツ群と非スポーツ群の比較－. 肩関節 2018；42：777-82.

III. そのほかの臨床でよくみる神経損傷・麻痺・疾患

特発性前骨間神経麻痺(sAIN麻痺)，特発性後骨間神経麻痺(sPIN麻痺)に対する神経束間剥離術

額田医学生物学研究所，三尾整形外科　越智　健介
慶友整形外科病院　堀内　行雄
荻窪病院手外科センター　田崎　憲一

Introduction

　特発性前骨間神経（spontaneous anterior interosseous nerve；sAIN）麻痺や特発性後骨間神経（spontaneous posterior interosseous nerve；sPIN）麻痺の責任神経束に「くびれ」が存在したとの報告がわが国を中心になされている。神経束の「くびれ」は神経外組織による絞扼や圧迫要因がないという点で，従来の絞扼性神経障害とは大きく異なっている。また，「くびれ」は若年層に多く生じていること，「くびれ」近位の神経束腫大化は時間依存的に生じるのではないという点でも従来の絞扼性神経障害とはまったく異なる病態と考えられるが，いまだにその病態ならびに治療法は不明である。

　ここでは，現時点における著者らの見解[1~4]を概説しつつ，それらに対する神経束間剥離術について紹介する。

● sAIN麻痺，sPIN麻痺とは

　一般的な教科書に記載されているsAIN麻痺とsPIN麻痺は，外傷性麻痺あるいは占拠性病変などによる絞扼性麻痺であることが多い。整形外科専門医ですら，これら外傷性・絞扼性麻痺と，ここで述べる特発性麻痺を混同している場合がある。病態はもちろんのこと，その病像や予後，治療法には大きな違いがあるため，これらを区別整理して理解する必要がある。また，鑑別としてC8 lesionなどの頚椎からの麻痺の合併には気をつけねばならない。

● 臨床的特徴

　sAIN麻痺，sPIN麻痺に共通する臨床的特徴として，①誘因がなく，突然発症する，②発症前に患肢を酷使していることが多い，③麻痺発症前後に1〜2週間程度の激痛が患肢に生じていることが多い，④麻痺は一過性で自然に回復することが多いなどが挙げられる。

　外傷性あるいは絞扼性のAIN麻痺，PIN麻痺では障害高位以遠の神経が解剖学的構造に準じて麻痺するため，典型例では感覚障害を伴わないtear drop sign, drop fingers and thumbを呈することが多い。それに対してsAIN麻痺，sPIN麻痺では感覚障害を伴うこともあり，また麻痺筋の分布も解剖学的に説明できないことも珍しくない。実際，完全なtear drop signあるいはdrop fingers and thumbを呈する症例はそれぞれ8%，14%に過ぎないことが示唆されている［前・後骨間神経麻痺前向き多施設研究グループ（interosseous nerve plasy study Japan；iNPS-JAPAN）調査］。

　つまり，sAIN麻痺はAIN麻痺を主病像とし，sPIN麻痺はPIN麻痺を主病像とすると考えたほうがよい。

● 病態

　臨床的特徴からsAIN麻痺，sPIN麻痺を神経痛性筋萎縮症の一亜型とする報告も海外を中心に多いが，結論は出ていない。近年では神経束の「くびれ」もその病態として想定されるようになってきた 図1[1~3]。

● 神経束のくびれ

　神経束の「くびれ」は神経束単位で生じているものであり，神経本幹自体はくびれていないことが多い。「くびれ」部遠位ではWaller変性を起こしていることが示唆されていることから，sAIN麻痺，sPIN麻痺の病態に何らかの形で関与している可能性が高い。「くびれ」の発生高位はsAIN麻痺では内側上顆の近位0〜6cmに，sPIN麻痺では回外筋入口部の近位1〜3cmに集中して報告されているため，「くびれ」の発生や病態には解剖学的構造が反映されていると考えられるが，詳細はいまだに不明である。

　自験例では，「くびれ」の多くは発症時年齢50歳以下の症例に生じていた。また，「回旋型くびれ」と「回旋腫大型くびれ」では，「回旋腫大型くびれ」の発症時年齢が有意に低かった。これらのことから，「くびれ」には年齢的な要素，例えば神経束の粘弾性などが関与している可能性が示唆された。また，軽度の「くびれ」が経時的に著明な「くびれ」に移行するのではないことも示唆された。「くびれ」を伴う神経束の大部分に神経上膜や神経周膜の色調変化や浮腫が伴っていたことから，神経束周囲組織の浮腫は「くびれ」を検索するうえでの目安となるようである。

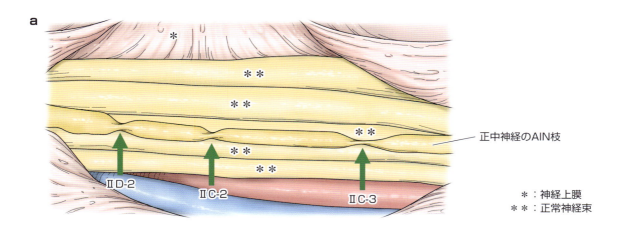

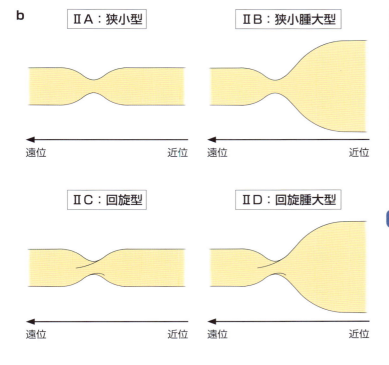

図1 神経束のくびれ

a：矢印は正中神経のAIN枝にみられた「くびれ」。
b：神経束形態異常の分類。神経束の「くびれ」は「神経束のすべての狭小化」と定義し（狭小化の程度という主観より影響される要素は，定義から排除），Ⅱ型とした。くびれ部近位において，神経束腫大化の回旋の有無，近位側の腫大の有無でA〜Dの4つに分類し，くびれ部の狭小化の程度により，1〜3に亜分類した。同一神経束に複数の形態異常がみられた場合は，近位から遠位の順に記載することとした。

術前情報

●診断

下記所見などに基づき，総合的に診断する．絞扼性神経障害との鑑別が困難な症例では，神経剥離術によって外的絞扼因子がみつからなかったことにより，最終的に特発性と診断されることもある．

●問診

誘因事象（ウイルス感染，精神的ストレス，外傷，手術など）の有無，発症前後の疼痛の有無などを詳細に聴取する．

●理学所見

麻痺筋のみならず，肩甲帯を含む上肢全体の筋力を測定する．また，罹患神経上のTinel様徴候や圧痛の部位，感覚障害についても確認する．

罹患筋の分布などによる頚椎疾患や神経内科的疾患との鑑別，dynamic tenodesis効果の有無などによる腱断裂との鑑別，Spinnerの徴候やpronator compression testなどによる回内筋症候群や橈骨神経管症候群との鑑別なども行う．

●画像所見

頚椎や腕神経叢，肘関節や前腕の単純X線像やMRIも適宜撮像し，頚椎疾患や占拠性病変の有無，萎縮筋の分布や程度などを調べる．

拡散テンソルMRIや高解像度の超音波検査によって神経束のくびれが描出できたとする報告もあり，今後診断の一助となることが期待される．

●電気生理学的所見

脊椎周囲筋や肩甲帯周囲筋，罹患神経支配の針筋電図などを行い，障害神経の確定と麻痺筋の分布，麻痺の程度などを診断する．頚椎疾患や神経内科的疾患との鑑別も重要である．特に中高年のPIN麻痺には，C8 lesion合併に注意する．

●治療法

sAIN麻痺，sPIN麻痺ともに自然回復する症例が多いため，発症後早期は保存療法［局所の安静，非ステロイド性消炎鎮痛薬（nonsteroidal anti-inflammatory drugs；NSAIDs）やビタミンB12の内服，経口ステロイド薬など］の適応となる．神経内科領域では免疫グロブリン療法を行うこともあるという．発症後一定期間経過しても回復徴候のない症例に限った場合は，神経束間剥離術を行った症例のほうが最終成績は優れていると著者らは考えている．

●手術適応

最適な治療法についての一定の見解はまだないため，状況を患者に十分に説明したうえで，患者と一緒に治療法を選択している．著者らは発症後3カ月を経過しても各種検査による回復徴候がない場合は手術を検討し，発症後7カ月までに神経束間剥離術を提案することが多い．

絞扼性神経障害との鑑別が難しい症例ではまずは神経外剥離術を行い，偽性神経腫を伴う明らかな絞扼性神経障害や占拠性病変が確認された場合は神経束間剥離術を行わずに神経外剥離術に止めることもある．神経束間剥離術は神経束間に無用な瘢痕を形成させ，必要な場合以外は神経外剥離術に止めるのが望ましいためである．

手術進行

1. sAIN麻痺に対する手術
    - 皮切と神経外剥離
    - 肘上小皮切法
2. sPIN麻痺に対する手術
    - 皮切，展開
3. 神経束間剥離術
4. 後療法

自験例では発症時年齢が高い（sAIN麻痺で40～45歳以上，sPIN麻痺で50歳以上）症例，麻痺が緩徐に進行した症例（発症後1カ月以上にわたって麻痺が進行した症例），Ⅲ型の神経束形態異常を伴う症例では神経束間剥離術の成績が悪かったことから，罹患筋を切離しない腱移行術の一期的な併用も考慮している 図2 。なお，これらに対する腱移行術については他の成書を参照されたい[5]。

● 麻酔

全身麻酔が確実であるが，理解度の高い患者で十分な麻酔深度が得られるなら伝達麻酔でも可能である。

● 手術体位と駆血帯

仰臥位で行っている。上腕止血帯で駆血するが，展開が近位に及ぶ可能性があれば，滅菌止血帯を術野で使用する。

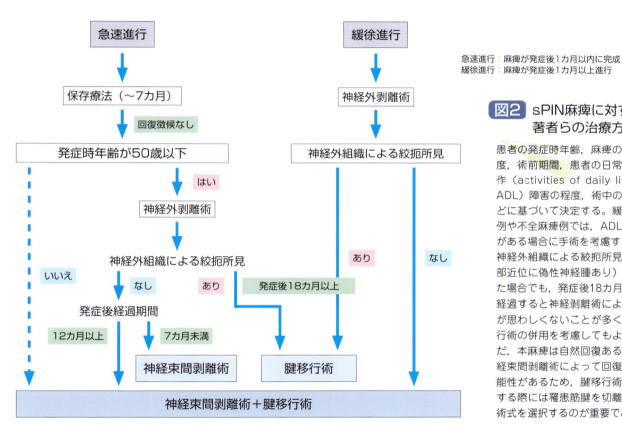

図2 sPIN麻痺に対する著者らの治療方針

急速進行：麻痺が発症後1カ月以内に完成
緩徐進行：麻痺が発症後1カ月以上進行

患者の発症時年齢，麻痺の進行速度，術前期間，患者の日常生活動作（activities of daily living；ADL）障害の程度，術中の所見などに基づいて決定する。緩徐進行例や不全麻痺例では，ADLに支障がある場合に手術を考慮する。神経外組織による絞扼所見（絞扼部近位に偽性神経腫あり）があった場合でも，発症後18カ月以上を経過すると神経剥離術による回復が思わしくないことが多く，腱移行術の併用を考慮してもよい。ただ，本麻痺は自然回復あるいは神経束間剥離術によって回復する可能性があるため，腱移行術を実施する際には罹患筋腱を切離しない術式を選択するのが重要である。

❶ 神経束間剥離術を行う際は徹底的に行うため，術後しばらくはしびれなどの神経刺激症状が出る可能性があることを術前に十分説明する。

❷ 「くびれ」を伴う神経束は，色調変化や周囲結合組織の浮腫状変化を伴うことが多い。また，「くびれ」部周囲は触診で硬化していることが多い。このような部位を中心に，神経束間剥離術を行う。

❸ 術後血腫は術前の麻痺症状を悪化させる可能性がある。血管の処理には十分に注意し，術後血腫を予防する。

手術手技[5,6]

1 sAIN麻痺に対する手術

　一般的に行われている肘上〜肘下にまで及ぶ広範囲の神経束間剥離術である。本法には前腕における外的絞扼因子の確認ならびに開放ができる点，AIN枝ならびに正中神経本幹なかのAIN成分を確実に同定できるという利点がある。

皮切と神経外剥離

　肘皮線部を横切るS状皮切を用いる 図3a 。皮切後，正中神経を上腕二頭筋腱膜の近位で同定確保し，神経外剥離を行う 図3b 。

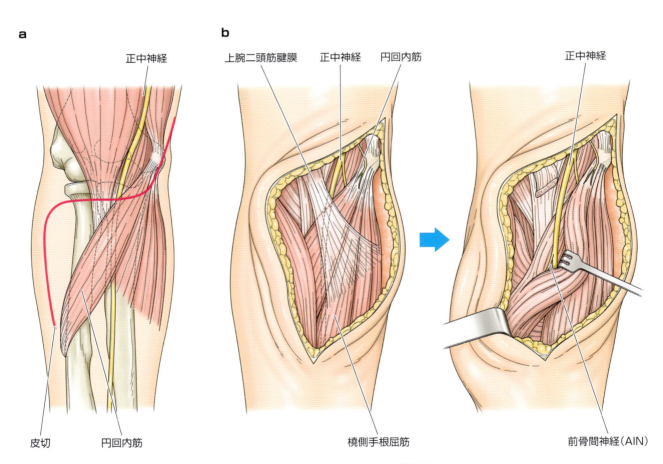

図3　sAIN麻痺に対する通常のアプローチ

a：通常皮切。上腕部では正中神経に沿い，肘皮線を通ってS状の皮切で前腕部まで展開する
b：正中神経を上腕二頭筋腱膜の近位で同定確保し，中枢と末梢へそれぞれ神経外剥離術を行う。

AIN枝以外の運動枝は尺側から分枝するため，剥離は正中神経の橈側で進める 図3c 。

外的絞扼因子によるAINの狭窄や偽性神経腫がみられた場合は，絞扼性神経障害による麻痺と判断する。血管による絞扼性神経障害の報告もあるが，血栓や血管の硬化などがない場合や偽性神経腫を伴わない場合は否定的に考えている。

> **コツ&注意 NEXUS view**
>
> 円回内筋尺骨頭の腱性起始部を切離して剥離を進めるが，この高位の正中神経の走行には破格が多いので注意して近位から遠位方向に剥離を進める 図3d 。
> AIN枝とAIN成分を中心に，神経上膜や神経周膜の色調変化や浮腫，硬化を指標にしながら愛護的で徹底的な神経束間剥離術を行う。また円回内筋枝や橈側手根屈筋枝にくびれを生じていることもあるので，これらの運動枝も確認する。

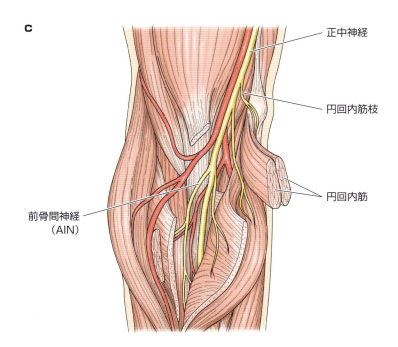

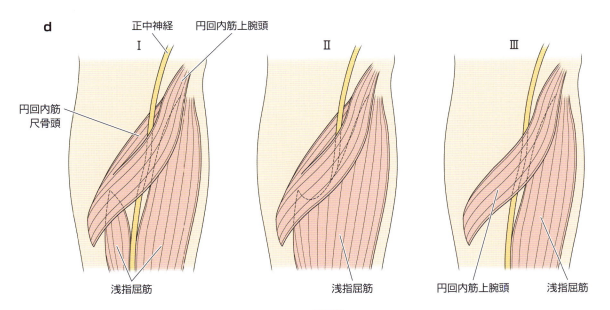

図3 sAIN麻痺に対する通常のアプローチ（つづき）

c：AIN枝以外の運動枝は尺側から分枝するため，剥離は正中神経の橈側で進めることが重要である。円回内筋総屈筋群起始部には解剖学的バリエーションが多く，近位から遠位へと剥離を進めるのが望ましい。

d：円回内筋総屈筋群起始部の解剖学的バリエーション。Dellonらによって報告された，円回内筋総屈筋群起始部の解剖学的バリエーション。Ⅰが最も多く，Ⅲはまれとされる。

肘上小皮切法

　肘上から肘下にまでおよぶ皮切は，醜悪な手術瘢痕を残しやすい．sAIN麻痺における神経束の「くびれ」は内側上顆の近位0～6cmの報告が多いことから，著者らは前腕部での絞扼性神経障害が否定的な症例に対しては肘上に限局した約5cmの皮切で神経束間剥離術を行っている 図4 。

> **コツ&注意　NEXUS view**
>
> 　自験例では通常皮切例と肘上小皮切例の成績に有意差ないため，特に女性においては整容的なアプローチとして推奨されてもよいと考えている．ただし，展開範囲を超えて神経上膜や神経周膜神経周膜の浮腫が広がる症例では「くびれ」が展開範囲外にあることも想定されるため，皮切延長の可能性も念頭において小皮切をデザインすることが重要である．
> 　症例を適切に選ぶことが最重要である．Spinnerの徴候やpronator compression test，Tinel様徴候，圧痛部位などにより，絞扼性神経障害の可能性を検討する．絞扼性神経障害の可能性が高い症例では，通常皮切法を選択する．絞扼性神経障害が否定的な症例では，Tinel様徴候や圧痛の部位を丁寧に調べてマーキングし，その部位を中心とする正中神経に沿った小皮切を加える 図4a 。肘皮線近くに圧痛点やTinel様徴候が限局している症例では，肘皮線に沿った皮切で正中神経を展開している 図4b 。

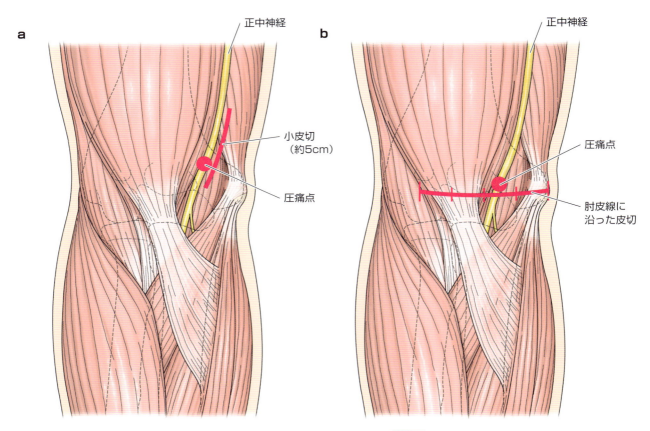

図4 sAIN麻痺に対する小皮切法
a：肘上小皮切。Tinel様徴候あるいは圧痛部を中心に，正中神経に沿った約5cmの皮切で展開する。
b：Tinel様徴候あるいは圧痛部が肘皮線周囲に存在する場合は，肘皮線に沿った皮切で対応可能である。

特発性前骨間神経麻痺（sAIN麻痺），特発性後骨間神経麻痺（sPIN麻痺）に対する神経束間剥離術

著者らが考える肘上小皮切の適応を示す 図5 。

本法では正中神経本幹内のAIN成分を解剖学的に正確に同定することは不可能であるため，高位別のトポグラム[7]を参考に神経束間剥離術を実施する 図6 。AIN成分は通常，深部尺側に存在する。展開部位より近位あるいは遠位に神経上膜や神経周膜の色調変化や浮腫状変化，硬化が続いていた場合は皮切を延長し，徹底的な神経束間剥離術の実施範囲を拡大する。

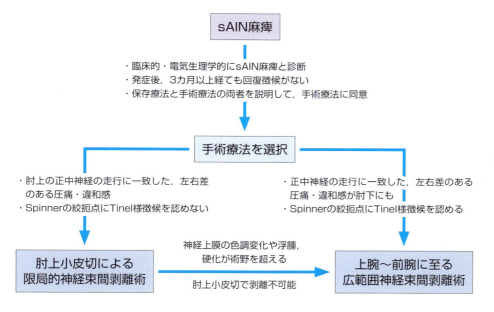

図5 sAIN麻痺に対する著者らの治療方針

臨床所見に応じて，通常皮切法と肘上小皮切法を使い分けている。神経上膜や神経周膜の色調変化や浮腫，硬化が術野を超えて広がっている場合には，肘上小皮切法から通常皮切法に適宜変更する。

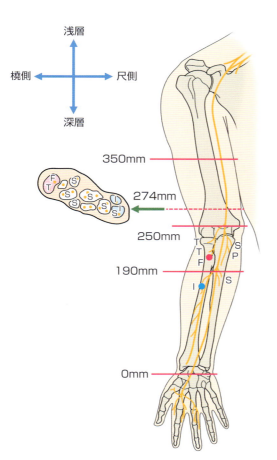

T：円回内筋線維（pronater teres muscle fibers）
F：橈側手根屈筋線維（flexor carpi radialis muscle fibers）
I：前骨間神経線維（anterior interooeus nerve fibers）
S：浅指屈筋線維（flexor digitorum superficialis muscle fibers）
P：深指屈筋線維（flexor digitorum profunds muscle fibers）

図6 トポグラム[7]

AIN成分を解剖学的に正確に同定することは不可能であるため，トポグラムを参照にしてAIN成分（図中のI，青丸）を探す。また「くびれ」を伴う神経束は神経上膜や神経周膜の色調変化や浮腫，硬化を伴うことが多いことも指標にする。

（文献7より）

139

2 sPIN麻痺に対する手術

皮切，展開

上腕から前腕にかけて展開する場合は，上腕筋と腕橈骨筋間で始まり，腕橈骨筋と円回内筋間に至る皮切で展開する 図7a 。上腕筋と腕橈骨筋の間の筋膜を切開して 図7b 橈骨神経本幹を同定し，神経外剥離により橈骨神経管を開放する 図7c 。橈骨神経自体が橈骨神経溝高位でくびれていたとの報告もあるため，上腕中枢にTinel様徴候や圧痛があった場合や神経上膜や神経周膜の色調変化や浮腫がみられた場合は，より近位へ剥離を進める。遠位方向への神経外剥離では，まずは腕橈骨筋を橈側によけて橈骨神経浅枝とPINとの分岐部を確認する 図7d 。分岐後のPINの上層には橈側反回動脈などの血管網があるので，これを処理して剥離を進め，Frohse腱弓ならびに回外筋を切離する。Frohse腱弓高位におけるPINの狭窄や偽性神経腫がみられた場合は，絞扼性神経障害ありと判断する。神経外剥離術の後に，徹底的な神経束間剥離術を行う。

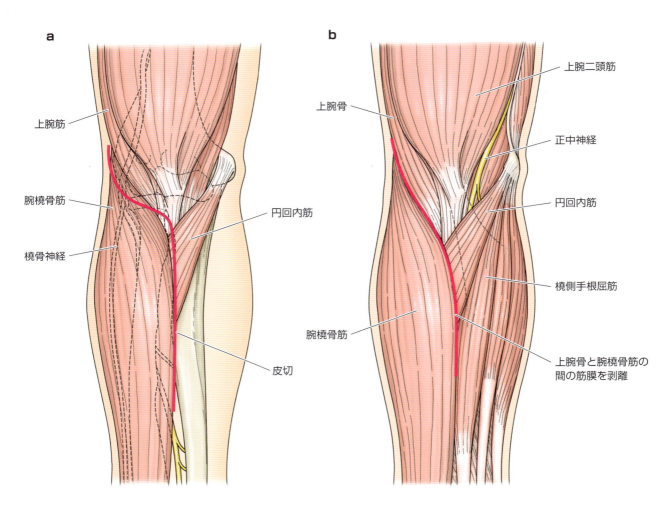

図7 sPIN麻痺に対するアプローチ

a：sPIN麻痺の皮切。上腕筋と腕橈骨筋間で始まり，遠位は腕橈骨筋と円回内筋間に至る皮切。肘下の小皮切で始める場合は，腕橈骨筋内側に沿った約5cmの部を用いればよい。
b：上腕筋と腕橈骨筋の間の筋膜を切開し，橈骨神経本幹を同定した後に近位と遠位方向に神経外剥離を進める。

特発性前骨間神経麻痺（sAIN麻痺），特発性後骨間神経麻痺（sPIN麻痺）に対する神経束間剥離術

> **コツ&注意　NEXUS view**
>
> PINにおける神経束の「くびれ」は，Frohse腱弓の近位1〜3cmに集中的に報告されていることから，術前の丁寧な診察により上腕部の展開が不要な可能性があると判断した場合，腕橈骨筋内側縁に沿った肘下約5cmの皮切から始めてもよい。sAIN麻痺における小皮切の場合と同様，皮切を上腕部にまで延長しなければならない可能性を念頭に置いたうえで，皮切を決定する。この場合も，腕橈骨筋を橈側によけると橈骨神経浅枝が確認されるのが通常である。橈骨神経浅枝とPINの分岐部を確認することでPINを同定してもよいし，そのまま深部に侵入してPINを直接同定してもよい。神経上膜や神経周膜の色調変化や浮腫状変化，硬化などを指標にしながらPINに徹底的な神経束間剥離術を行う。

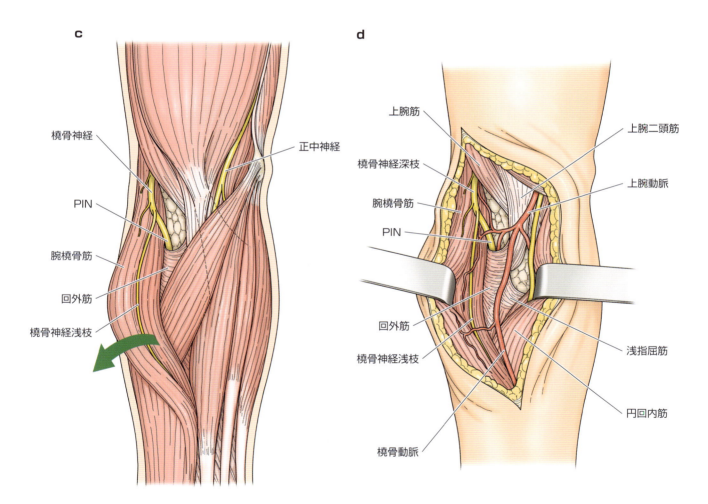

図7　sPIN麻痺に対するアプローチ（つづき）

c：腕橈骨筋を橈側によけると，橈骨神経浅枝があらわれる。浅枝を近位に追跡するとPINとの分岐部が現れるので，この部でPINを同定する。

d：PINの表層には血管網があるので，注意して処理する。PINは遠位でFrohse腱弓の下に入っていく。橈骨神経ならびにPIN，その周囲組織には多くの解剖学的破格が報告されていることに留意する。肘下小皮切で始める場合は，腕橈骨筋を橈側によけて橈骨神経浅枝を確認する。橈骨神経浅枝とPINの分岐部を確認することでPINを同定してもよいし，そのまま深部に侵入してPINを直接同定してもよい。神経上膜や神経周膜の色調変化や浮腫状変化，硬化などを指標にしながらPINに徹底的な神経束間剥離術を行う。

3　神経束間剥離術

　術前にTinel様徴候や圧痛が認められた部位に「くびれ」がある可能性が高いことを念頭に，神経束間剥離術を行う。「くびれ」とおぼしき部がみつかった場合は，その周辺の神経上膜（神経束間の結合組織）を切離切除することで「くびれ」部の除圧をはかる。「くびれ」部における神経束の狭小化や回旋は，十分な神経上膜の除圧によって改善することが多い。「くびれ」の除圧が十分かどうか確認したい場合は，駆血帯を解除することで「くびれ」部がわずかでも膨隆することを確認する。

　著しい狭小化を伴う「（砂時計様）くびれ」（Ⅱ-（A～D）3：3/4以上の狭窄）に対して「くびれ」の切除が必要かに対しては，明確な答えはない。しかしながらちぎれんばかりの「くびれ」症例でも，十分な神経束間剥離術によって術後良好な成績がえられているため，われわれは行っていない。

　神経束間剥離術終了後は十分な止血が得られていることを確認し，必要ならドレーンを留置して閉創する。

> **コツ&注意　NEXUS view**
>
> 　神経束間剥離術を愛護的かつ徹底的に行うことに尽きる。著者らも「くびれがない」と諦めかけたものの，「いや，絶対にあるはずだ」と気を取り直して神経束間剥離術を継続した結果，「くびれ」をみつけた経験がある。
> 　神経束の「くびれ」は単一あるいは複数の神経束に多発することもある。「くびれ」が1，2個見つかった場合でも，視診と触診に基づいた徹底的な神経束間剥離術を続けることが大切である。
> 　万が一，神経束にperineural windowを作ってしまった場合は，そのwindowに沿って神経周膜を長軸方向に愛護的に切離する。生じたwindowを3mm程度に拡大することで，神経内膜組織の嵌頓状態を改善させるためである。
> 　神経束間でのintermingling（離合集散）があるので，操作では神経束・神経周膜を損傷しないように慎重に進める。

4 後療法

sAIN麻痺で円回内筋の縫合を行った症例では，3週程度の外固定を行う。それ以外の症例では弾包固定のみとし，疼痛自制内で自動運動させている。

文献

1) Ochi K, Horiuchi Y, Tazaki K, et al. Surgical treatment of spontaneous posterior interosseous nerve palsy：a retrospective study of 50 cases. J Bone Joint Surg Br 2011；93：217-22.
2) Ochi K, Horiuchi Y, Tazaki K, et al. Surgical treatment of spontaneous anterior interosseous nerve palsy：a comparison between minimal incision surgery and wide incision surgery. J Plast Surg Hand Surg 2013；47：213-8.
3) 越智健介. 前骨間・後骨間神経麻痺の成因と症候－神経束の「くびれ」，neuralgic amyotrophyとの関係は？ 神経内科 2017；86：455-63.
4) 越智健介. 特発性前骨間神経麻痺，特発性後骨間神経麻痺. MB Orthop 2016；29（11）：13-22.
5) 越智健介, 堀内行雄, 田崎憲一. 特発性前骨間神経麻痺，特発性後骨間神経麻痺. 肘関節手術のすべて. 今谷潤也編. 東京：メジカルビュー社；2015. p248-63.
6) 越智健介, 堀内行雄, 田崎憲一. 特発性前骨間神経麻痺ならびに特発性後骨間神経麻痺の治療. 整外Surg Tech 2014；4：594-601.
7) Tamura K. The funicular pattern of Japanese peripheral nerves. Nihon Geka Hokan 1969；38：35-58.

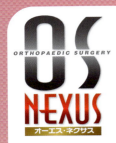

Ⅲ. そのほかの臨床でよくみる神経損傷・麻痺・疾患

肘部管症候群に対する尺骨神経皮下前方移行術

慶應義塾大学医学部整形外科学　鈴木　拓
慶應義塾大学医学部整形外科学　佐藤　和毅

Introduction

術前情報

●診断

肘部管症候群の典型例では小指〜環指尺側1/2のしびれを呈し，重症例では小指球筋，骨間筋，母指内転筋の萎縮，環小指の鉤爪変形，環小指深指屈筋，尺側手根屈筋の筋力低下を呈する。

診断では，肘部管におけるTinel様徴候，肘深屈曲，手関節背屈位における症状の誘発を確認する。また，Sturthers' archadeという肘部管よりも近位の上腕内側部で尺骨神経が絞扼されることもあるため，同部位におけるTinel様徴候も確認する。示指中指を交互に重ねることができない指交叉テスト，小指の内転が不能となるWartenberg徴候（finger escape sign），母指内転筋が麻痺するため，紙を母指示指間に挟んで検者が紙を引っ張ると長母指屈筋の作用で母指の指節間関節が屈曲するFroment徴候を呈する。

初期の症例であれば，肘の深屈曲位を避ける日常生活動作の指導や夜間伸展装具，禁煙，温熱療法などの保存療法を施行する[1]。保存療法に抵抗性の症例は，筋力低下や筋萎縮が認められる前に手術を施行する[2]。

●手術適応

術式は大きくわけて単純除圧術，前方移行術（皮下，筋層下）があり，その他にも内側上顆を切除するKing変法や肘部管底の骨棘を切除する肘部管形成術などがある。肘部管症候群は，尺骨神経の圧迫，摩擦，牽引の複合要素が原因である。一概にどの要素が原因とはいえないが，変形性関節症では圧迫，神経脱臼では摩擦，偽関節による外反肘では牽引が主な原因となる。

単純除圧術では圧迫，前方移行術では圧迫，摩擦，牽引の要素が改善される。そのため，神経の脱臼や外反肘では単純除圧術は適応とならない。単純除圧術では前方移行術に比べて侵襲は小さいが，術後の神経脱臼による摩擦性障害が問題となる。そのため，野球などスポーツ選手には適応が限られる。

手術進行

1. 皮切，展開
2. 尺骨神経剥離
3. 尺骨神経前方移行術
4. 後療法

King変法は内側上顆の過剰な切除により不安定性を助長する可能性があるため，外側顆偽関節が原因の外反肘は適応にはならない。また，肘部管形成術は肘関節のアライメントが正常であることが条件で，内・外反肘では適応にはならない。そして，前方移行術では肘伸展で前方移行した尺骨神経に牽引力と緊張が加わる可能性あるので過伸展が強い症例には適応とならない。

　単純除圧術，皮下前方移行術との術式による成績に差はないと報告されており，見解の一致もない[3]。軽度の症例には単純除圧術，中程度～重症度の症例には皮下前方移行術が行われる傾向があるが，それぞれの病態や術者の習熟度によって術式を決定する。ここでは施行される頻度の高い尺骨神経皮下前方移行術の術式について述べる。

●麻酔

　麻酔は伝達麻酔下もしくは全身麻酔下で行う。

●手術体位

　仰臥位で行う。駆血帯を上腕に装着し，手台の上で手術を行う。肘を軽度屈曲位にしたうえで肩を外転位で行う 図1 。

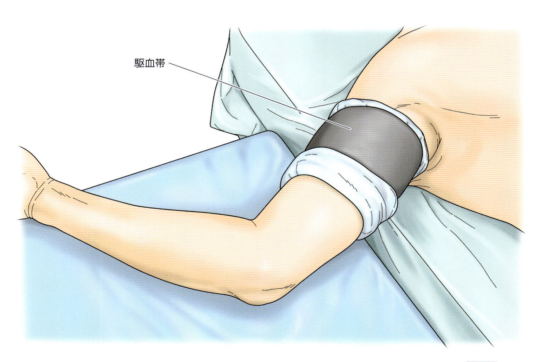

図1 手術体位

❶尺骨神経は牽引することなく，愛護的に扱う。
❷尺骨神経に緊張が加わることなく前方に移行できるよう，近位遠位とも十分に除圧する。
❸尺骨神経を圧迫しないよう皮下組織の縫合を行う。

手術手技

1 皮切，展開

　前腕内側に内側上顆を中心として，近位に6〜7cm，遠位に4〜5cm弧状皮切を用いる 図2a 。皮下に内側前腕皮神経が現れるので，これを同定し，切離しないようにする 図2b 。内側前腕皮神経を保護した後に，鋭的に展開し，尺骨神経を同定する。

> **コツ&注意 NEXUS view**
> 展開は基本，メスで鋭的に行うが，内側前腕皮神経は脂肪内に存在するため，同神経を同定する際には鈍的に剥離して神経を損傷しないように注意する。

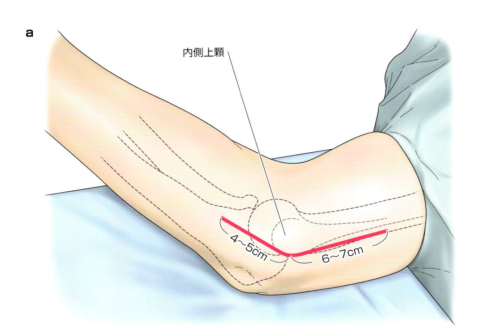

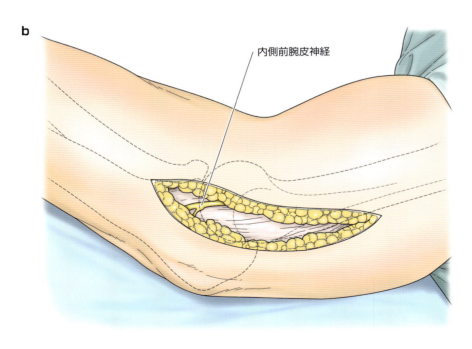

図2 皮切，展開
a：内側上顆を中心に，近位6〜7cm，遠位4〜5cmの弧状皮切を行う。
b：内側前腕皮神経の保護

2 尺骨神経剥離

絞扼されていない部位から尺骨神経を剥離する。尺骨神経の絞扼を確認しながら尺側手根屈筋の上腕頭と尺骨頭間に存在する腱膜（Osbone band）および深筋膜を切離して神経の除圧を行う 図3a。

近位のStruthers' arcade（内側上顆より約8cm）が存在し[4]，同部位で絞扼されていることもあるため，近位まで十分に神経が除圧されていることを確認する。神経の血流を保つために尺骨神経から伴走血管（上尺側側副動脈）を剥離せず，一緒に血管テープで保護する 図3b。

コツ&注意 NEXUS view

尺骨神経や内側前腕皮神経に血管テープをかける際にテープにモスキートなどでかむとモスキートの重みで術中，常に神経が牽引される。そのためテープは断端で結んでおく。

神経は少し牽引されただけでも術後のしびれなどが残存することがあるので，前方移行する際に血管テープを強く牽引することなく，神経を愛護的に扱う。

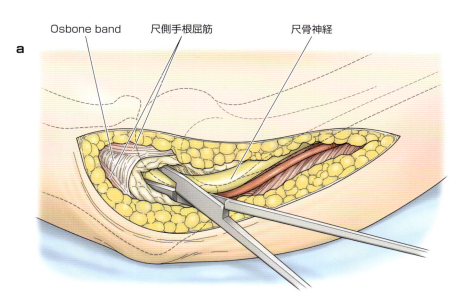

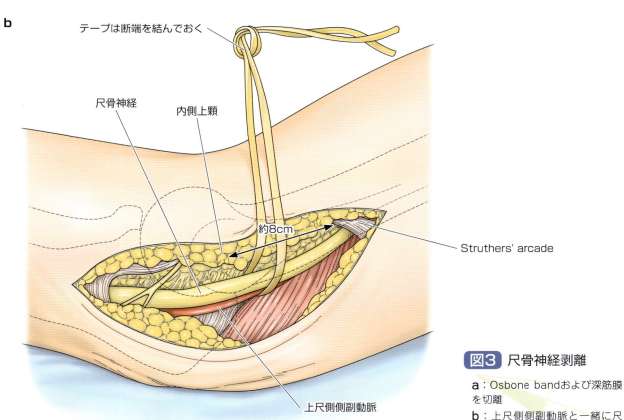

図3 尺骨神経剥離
a：Osbone bandおよび深筋膜を切離
b：上尺側側副動脈と一緒に尺骨神経をテープで保護する

3 尺骨神経前方移行術

　肘部管底や上腕三頭筋から尺骨神経を愛護的に剥離して，挙上する。尺側手根屈筋への筋枝や関節枝を数本切離する。伴走血管は必ずしも遠位まで神経と一緒に挙上できないことも多く，前方に移行するために焼灼する。

　尺骨神経を前方に移行する際に，除圧が不十分だと，その部位で絞扼が起こることがあるため，近位から遠位まで十分に除圧を行う。神経と交叉する部位の内側筋間中隔を切除する 図4a 。

　尺骨神経を愛護的に前方に移行させ，尺骨神経が内側上顆の後方に戻らないように皮下組織と内側上顆の筋膜を吸収糸を用いて縫合する。糸をかける皮下組織の部位は閉創することを考え，決定する。この際，新しい絞扼部位を作らないように，縫合する部位と尺骨神経の間に十分ゆとりをもたせて糸をかける 図4b 。

　縫合の際は，糸をすべてかけたうえで糸が尺骨神経にかかっていないことを確認し，縫合する 図4c 。

> **コツ&注意 NEXUS view**
> 糸をかける際には縫合部位と尺骨神経の間に指を1本入れて，十分なスペースを作り，新しい絞扼部位を作らないようにする。

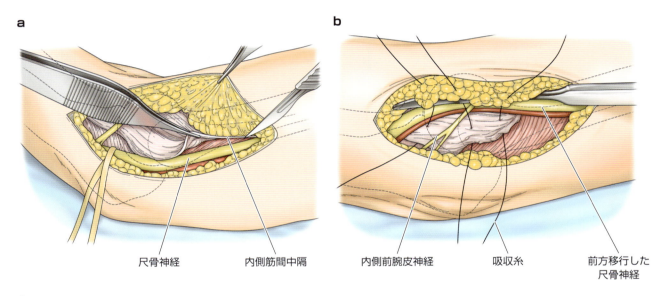

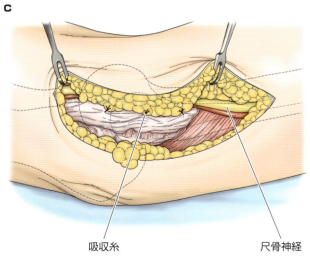

図4 尺骨神経前方移行術
a：内側筋間中隔の切開
b：尺骨神経を前方移行させ，内側上顆の後方に戻らないよう，皮下組織と内側上顆の筋膜を吸収糸で縫合。
c：縫合後。糸が神経にかかっていないことを確認。

4 後療法

　手関節と指はフリーとして肘関節のみをシーネ固定する。腫脹防止のため術後から患肢を挙上し，手指運動を励行する。

　ギプスシーネは2週程度で除去し，徐々に肘関節の運動を開始する。早期にギプスを除去する場合は，肘の伸展を制限しながら自動運動を開始する。

文献

1) Suzuki T, Iwamoto T, Ochi K, et al. Cigarette smoking is associated with cubital tunnel syndrome. Muscle nerve 2016；54：1136-8.
2) Suzuki T, Iwamoto T, Shizu K, et al. Predictors of postoperative outcomes of cubital tunnel syndrome treatments using multiple logistic regression analysis. J Orthop Sci 2017；22：453-6.
3) Shi Q, MacDermid JC, Santaguida PL, et al. Predictors of surgical outcomes following anterior transposition of ulnar nerve for cubital tunnel syndrome：a systematic review. J Hand Surg Am 2011；36：1996-2001.
4) Spinner M, Kaplan EB. The relationship of the ulnar nerve to the medial intermuscular septum in the arm and its clinical significance. Hand 1976；8：239-42.

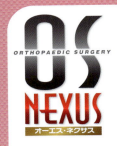

Ⅲ. そのほかの臨床でよくみる神経損傷・麻痺・疾患

遠位小皮切をポータルとした鏡視下手根管開放術

九州大学大学院医学研究院整形外科学　岡田　貴充

Introduction

術前情報

　手根管症候群は手根管内で正中神経が圧迫されて生じる頻度の高い絞扼性神経障害である。手根管開放術は横手根靱帯（transverse carpal ligament；TCL）の切離により正中神経の除圧を得ることを目的としており，良好な成績が報告されている。現在施行されている手根管開放術としては，①従来型手根管開放術（open carpal tunnel release；OCTR），②小皮切手根管開放術（mini-OCTR），③鏡視下手根管開放術（endoscopic carpal tunnel release；ECTR）one portal法（Okutsu法[1]），④ECTR two portal法（Chow法[2]，Agee法[3]）が挙げられる。

　ECTRには創に関するトラブルの少なさ，ADLの復帰が早いなどの利点がある反面，浅掌動脈弓の損傷，浅指屈筋腱の損傷，圧の高い手根管内に人工物を挿入することによる一過性の神経損傷などの報告が散見される。またmini-OCTRにおいては，直視下に展開する部分にある浅掌動脈弓や屈筋腱損傷などの合併症はほぼないが，TCL切離を近位に進める際に，TCL近位部分から前腕筋膜にかけてはブラインド操作が避けがたい段階があり，「TCL切離不足による神経圧迫の残存」[4]や「正中神経を含めた周囲組織の損傷」のリスクを有する。

　これらのECTRとmini-OCTRの欠点を克服する方法として，著者はTsurutaら[5]が報告した遠位側one portal刺入法によるECTR法に着想を得て，mini-OCTRを行った皮切をportalとして，近位に向けてECTR法を行う手根管開放術を行っている。この方法は遠位の小皮切で直視下に操作するため浅掌動脈弓損傷がなく，同部位から遠位手首皮線レベル付近までのTCLを直視下に切離し手根管内圧を前もって減じることでスコープ挿入のtight accessを避け，直視下に手根管内の正中神経と屈筋腱の位置関係の把握が可能なため，これらの損傷のリスクが一般のECTRよりも少ない。また，mini-open法ではブラインド操作となるため，切離不足となりやすい遠位手首皮線と近位手首皮線の間のTCLと前腕筋膜の一部を，鏡視下に確実に切離することが可能となっている。ここでは，本法について解説する。

手術進行

1. 皮切および皮下の展開
2. TCLの露出・切離
3. DHFFRの切離
4. TCLの近位部〜前腕筋膜までの切離
5. 閉創
6. 後療法

●手術適応

　臨床的・電気生理学的に検査により，手根管症候群と診断した症例のうち，保存療法に抵抗し「しびれ」「痛み」が持続する症例，母指球筋の萎縮を認める症例を手術適応としている。

●麻酔

　局所静脈麻酔または全身麻酔で行っている。

●手術体位

　仰臥位，空気駆血帯装着下で行う。

●術前準備

　皮膚上にマーキングを施行し，皮下解剖を把握する。マーキングは「Kaplanのcardinal line」，「中指・環指の指間線」，「手首皮線（近位・遠位）」「長掌筋腱の尺側縁」に行う 図1 。

　必ず拡大鏡を使用する。小切開でTCLを直上から少しずつメスを用いて切離するため，手根管内の正中神経，屈筋腱への損傷を避けるため必ず拡大鏡で確認しながら切離する。

　関節鏡セットを準備する。著者らはCarpal Tunnel Relief Kit（Conmed社） 図2 を使用している。

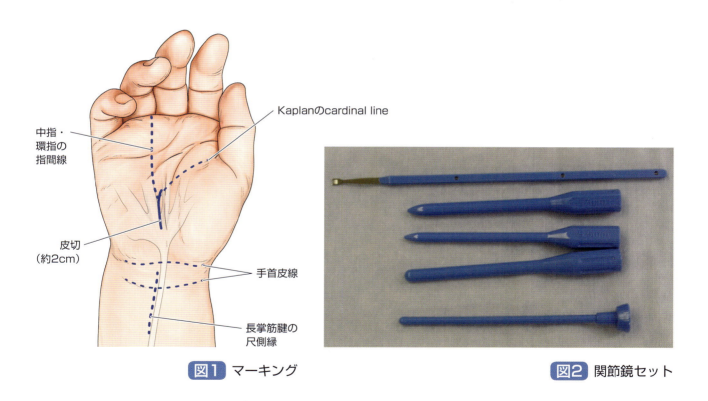

図1 マーキング　　　図2 関節鏡セット

❶表面解剖を熟知する。
❷小切開での手根管開放は一気にTCLを切離せず，少しずつメスで切開する。
❸鏡視下でTCLの尺側を切離するが，尺側にいきすぎないように注意する。目標を長掌筋腱と近位手首皮線の交点とする。

手術手技

1 皮切および皮下の展開

　Kaplanのcardinal lineと中指・環指間の交点から母指球皮線に平行な約2.0cmの緩い弓状皮切をおく 図1 。皮下脂肪組織を剥離すると縦走する手掌腱膜が露出する。

> **コツ&注意 NEXUS view**
> 皮下脂肪織を剥離した段階で、幅2.0cmの開窓器をかける 図3 。緊張をかけるとTCLに緊張が加わり切開しやすくなる。

2 TCLの露出・切離

　手掌腱膜を線維方向にsplitすると横走する線維のTCLが露出する 図3 。展開した手掌腱膜と皮下脂肪組織に開窓器をかけて視野を確保しつつTCLに緊張をかけた状態で、拡大鏡視下にメスを用いてTCLの表層から少しずつメスを用いて切開する 図4 。

> **コツ&注意 NEXUS view**
> 　必ず拡大鏡を使用する。メスを用いてTCLを切離して手根管を開放するため手根管内に存在する正中神経、屈筋腱への損傷を避けるため必ず肉眼で確認しながら切離する必要がある。
> 　TCLが肥厚している症例では硬く切離しにくい場合もあるが、一気にメスで押しながら切らずに、少しずつメスを引きながら切離する。一気に切ろうとすると手根管内の組織を損傷するため注意が必要である。
> 　開窓器をかけてTCLに緊張をかけるとメスで切りやすくなる。

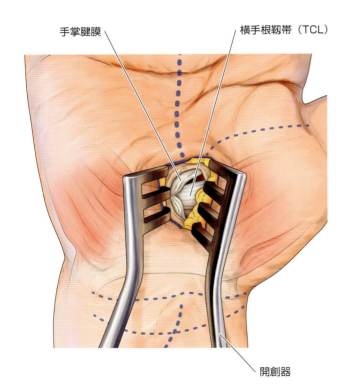

図3 TCLの露出

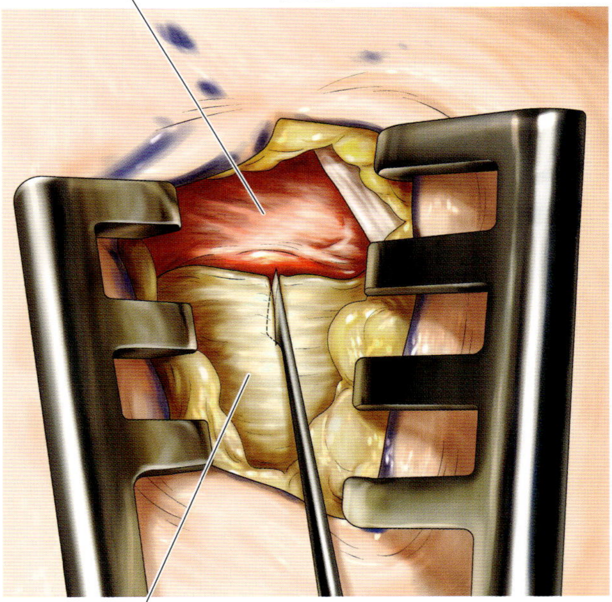

図4 TCLの切離
TCLの遠位にDHFFRが残存している。

3 DHFFRの切離

　TCLの末梢縁遠位に疎な組織であるdistal holdfast fibers of the flexor retinaculum（DHFFR）が存在する。分枝した指神経や浅掌動脈弓の損傷を避けるため，この部位の遠位への剥離はモスキートペアンを用いて鈍的に行う 図5 。ここまでの手根管の開放で正中神経と屈筋腱の位置関係の把握が容易となるため，この段階で正中神経とTCLの間に癒着があれば，母指球筋枝に注意しながら剥離をする。

> **コツ&注意 NEXUS view**
> DHFFRの展開は鈍的に行う。

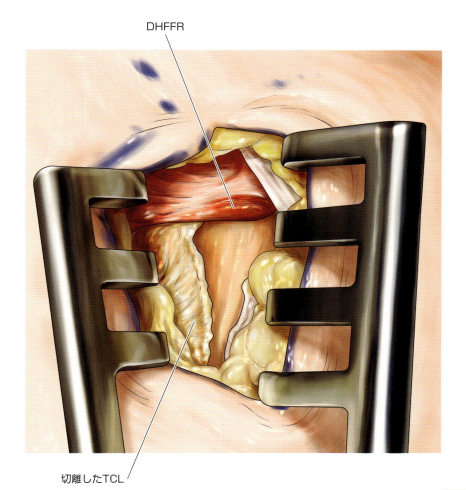

図5 DHFFRの切離

4 TCLの近位部〜前腕筋膜までの切離

　正中神経とTCLの近位の間にエレバトリウムを挿入し，TCLと正中神経を含めた手根管内組織の間に間隙を作った後に，拡大鏡視下に「直視可能な範囲内」で，先が鈍なスティーブンス剪刀でTCLの尺側縁の切開を近位に延長していく 図6a 。この際，剪刀の深側の位置と正中神経の位置関係に細心の注意をはかり，神経損傷が生じないようにする。TCLの切離後，手根管内をモスキートペアンで剥離する 図6b 。

> **コツ&注意 NEXUS view**
> TCLの切離は直視下に可能な範囲にとどめ，ブラインド操作は避ける。

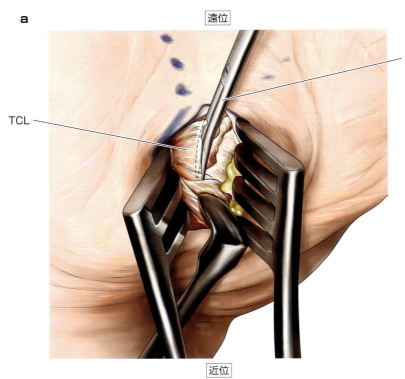

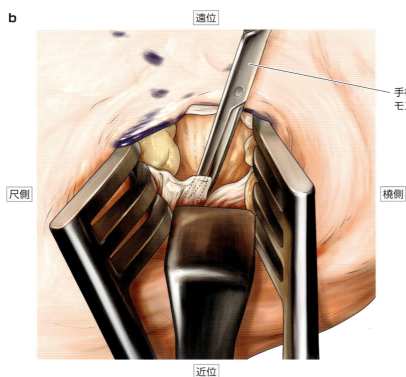

図6 手根管内剥離
a：TCL尺側縁の切離
b：手根管の剥離。モスキートペアンを用いる。

続いて，切離した手根管内から関節鏡を近位へ向けて挿入する．キットの内のオプチュレーターを剥離したTCLと正中神経を含めた手根管内組織の間に挿入する図7a．この際，手関節の下に丸めたタオルを2～3枚入れて，手関節を背屈させた状態とする図7b．オプチュレーターの先が近位手関節皮線と長掌筋腱尺側縁の交点となっていることを確認し，オプチュレーターを先端が鈍の5.5mm径のダイレーターと入れ替える．スムーズに7.5mm径のダイレーターが挿入できることが確認できたら，カニューレを挿入する．正中神経は関節鏡の橈側・深層となるように挿入する．

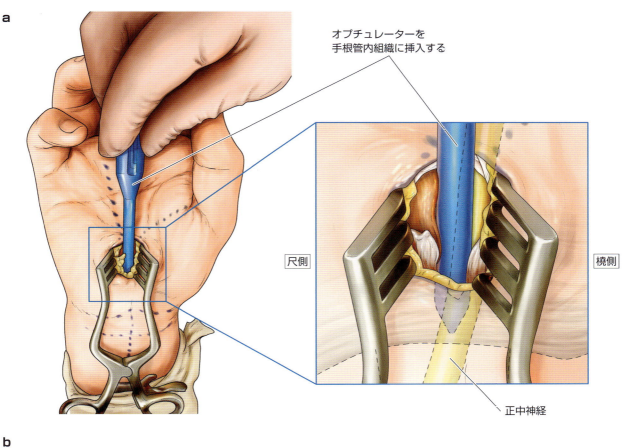

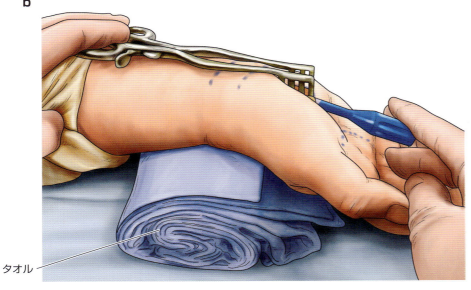

図7 関節鏡の挿入

a：手根管内組織の間にオプチュレーターを挿入する．
b：タオルを丸めて手関節の下に2～3枚入れ，手関節を背屈させる．

4mmの関節鏡を挿入しTCLと遠位筋膜を観察した後，TCLの切離断端を近位に推し進めていく要領でTCL，前腕筋膜の一部を切開する 図8 。切離が行えたかどうかエレバトリウムを挿入して確認する。近位手首皮線の皮下にエレバトリウムを挿入し，皮膚および皮下組織越しにエレバトリウムが触れることを近位手首皮線レベル，遠位手首皮線レベルで確認して切離不足の部位がないかを確認する 図9 。

> **コツ&注意　NEXUS view**
> 　通常のECTRと比較すると，関節鏡の自由度が高く左右に振れやすい。特に関節鏡の先端が尺側に触れると尺骨神経・尺骨動脈損傷をきたす可能性がある。モニターに気をとられすぎて挿入方向を誤らないように注意する。
> 　TCLの切離不足が生じると神経に圧迫を残したままの状態となるため，エレバトリウムを挿入しての確認操作は非常に重要である。特に手関節レベルで切離不足となっていることがあるため特に注意する。

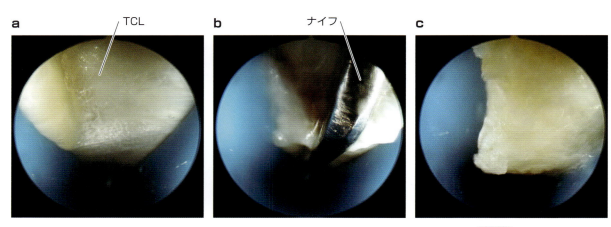

図8　TCL切離の鏡視所見

a：切離前
b：ナイフで切離
c：切離後

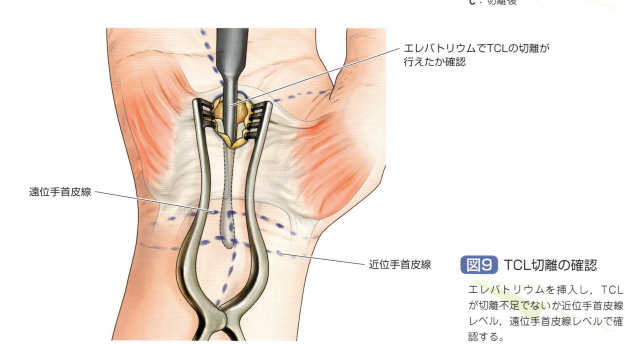

図9　TCL切離の確認

エレバトリウムを挿入し，TCLが切離不足でないか近位手首皮線レベル，遠位手首皮線レベルで確認する。

5 閉創

空気駆血帯を開放し，出血の有無を確認し，必要があれば止血を行う．創は5-0ナイロン糸で縫合，ガーゼ保護，シーネ固定を術後3日間ほど行う．

6 後療法

術後2日目の最初の包帯交換で，シーネを除去し，疼痛の範囲内で手指の運動を許可する．

文献
1) 奥津一郎, 二ノ宮節夫, 夏山元伸, ほか. Universal Endoscopeの開発と皮下鏡視下手術の試み. 日整会誌 1987；61：491-8.
2) Chow JC, Hantes ME. Endscopic carpal tunnel release：thirteen year's experience with the Chow technique. J Hand Surg Am 2002；27：1011-8.
3) Agee JM, Peimer CA, Pyrek JD, et al. Endoscopic carpal tunnel release：a prospective study of complications and surgical experience. J Hand Surg Am 1995；20：165-71.
4) 上甲巌雄, 内山茂晴, 林　正徳, ほか. 手根管症候群再手術例の検討. 日手会誌 2018；34：485-7.
5) Tsuruta T, Syed SA, Tsai T. Comparison of proximal and distal one portal entry techniques for endoscopic carpal tunnel release. A cadaver study. J Hand Surg Br 1994；19：618-21.

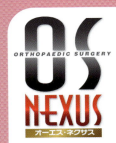

Ⅲ. そのほかの臨床でよくみる神経損傷・麻痺・疾患

橈骨神経麻痺に対する腱移行術（Riordan津下変法）

大阪大学大学院医学系研究科器官制御外科学（整形外科学）　村瀬　剛

Introduction

　橈骨神経は腕神経叢から別れた後，上腕骨の橈骨神経溝に沿って内側後上方から外側前下方にらせん状に回りながら下行する 図1 。上腕骨の外側に接して走行するために，長時間上腕が外側から圧迫されることにより麻痺をきたしやすい。手関節・手指の伸展が不能となるために，下垂手 図2 が出現する。飲酒や睡眠薬の服用後の睡眠時に起こることが多いが，通常1～3カ月以内に自然回復する。上腕骨骨折に伴う橈骨神経麻痺でも多くは自然回復するため，原則的には保存療法を行う。外傷性橈骨神経断裂，医原性神経損傷後に回復不良で橈骨神経麻痺が遺残した症例には腱移行術が行われる。

術前情報

●適応と禁忌

　受傷後数カ月以内で神経断裂の可能性が高ければ，神経修復術（神経剥離，神経縫合，神経移植など）の適応であることを念頭に置く（「末梢神経損傷に対する神経修復術と神経移植術」p.18～27参照）。橈骨神経損傷後経過が長い（1年以上），あるいは神経修復術後で機能回復が思わしくない症例が腱移行術の手術適応となる。

　神経修復術後の症例では，修復部位から最も近い支配筋（上腕骨骨幹部であれば腕橈骨筋）までの距離と神経再生速度（1mm/日程度）から計算した回復予想期間を目安とする 図3 。腱移行術を行うには，手関節や手指に拘縮が存在しないことと，力源となる筋肉に十分な筋力（少なくともMMT 4以上）があることが前提であり，拘縮や筋力が不足している症例には術前にリハビリテーションを行う必要がある。

●手術法

　腱移行術には多くの方法が考案されているが，Riordan津下変法が好んで行われる。この方法では，円回内筋（pronator teres；PT）腱を短橈側手根伸筋（extensor carpi radialis brevis；ECRB）腱，橈側手根屈筋（flexor carpi radialis；FCR）腱を総指伸筋（extensor digitorum communis；EDC）腱，長掌筋（palmaris longus；PL）腱を長母指伸筋（extensor pollicis longus；EPL）腱へ移行することにより，手関節背屈，手指伸展，母指伸展をそれぞれ再建する。

　そのほかにも，手指伸展に尺側手根屈筋（flexor carpi ulnaris；FCU）腱を用いるRiordan原法や浅指屈筋（flexor digitorum superficialis；FDS）腱を用いるBoyes法などが知られている。

●麻酔

　全身麻酔下，あるいは伝達麻酔下で行う。

●手術体位

　仰臥位で行う。

手術進行

1. 皮切，展開
2. 骨間膜の展開，開窓
3. FCR腱の誘導
4. 母指，手関節の伸展再建
5. 後療法

橈骨神経麻痺に対する腱移行術（Riordan津下変法）

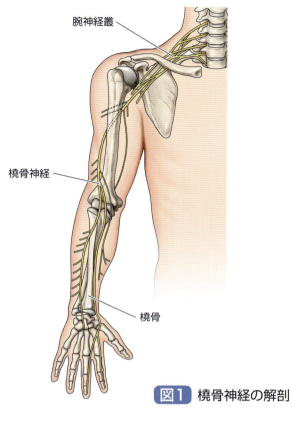

図1 橈骨神経の解剖

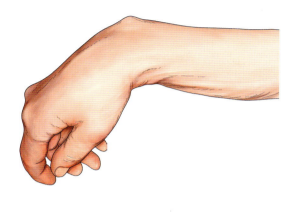

図2 下垂手

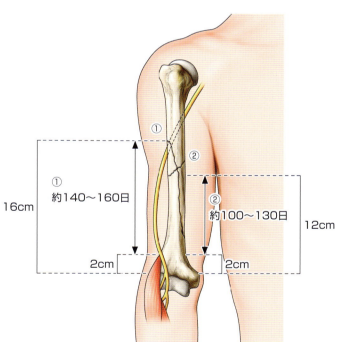

図3 橈骨神経損傷部位と神経再生距離と神経再支配までの期間の目安

回復徴候が現れるまで，近位に骨折線のある斜骨折（①）では約140〜160日，中央に骨折線のある横骨折（②）では約100〜130日を要する。

（文献6より改変）

❶ 橈骨神経麻痺は自然回復することが多い。十分な期間観察して，非回復性の麻痺であることを確認する。
❷ 力源となる円回内筋，橈側手根屈筋，長掌筋の筋力が正常であることを術前に確認する。
❸ 手術までに手関節，手指の拘縮をきたさないよう，待機期間中は他動可動域を維持するように注意する。

手術手技

1 皮切, 展開

　掌側には遠位にベースをもつ7〜10cmのL字形の皮切を置く 図4a 。前腕遠位背側中央に4cmの縦皮切, 母指中手指節（metacarpophalangeal；MP）関節背側に2cmに横皮切を置く 図4b 。

　掌側の皮切から, PT腱, FCR腱, PL腱および術野の橈側でECRB腱を同定する 図4c 。PT腱は橈骨への付着部で骨膜をつけてなるべく長く剥離して切離する。FCR腱, PL腱も皮切の遠位で切離し, 十分剥離しておく。

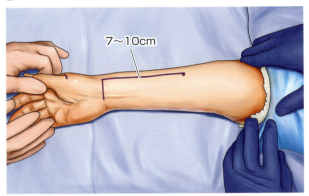

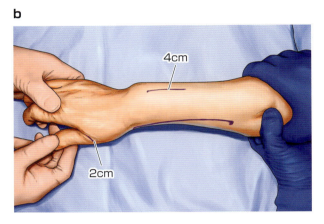

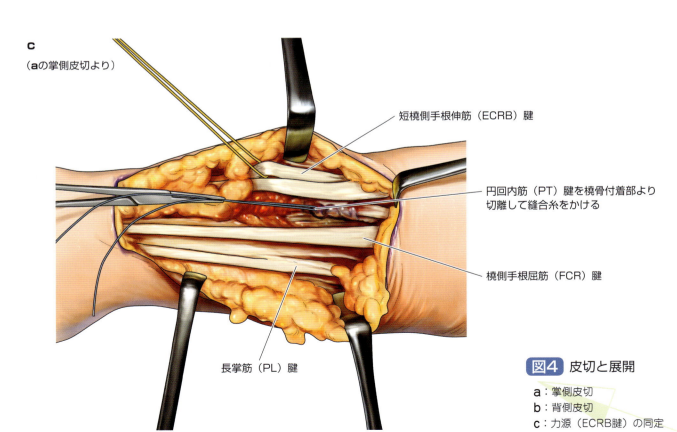

（aの掌側皮切より）

短橈側手根伸筋（ECRB）腱

円回内筋（PT）腱を橈骨付着部より切離して縫合糸をかける

橈側手根屈筋（FCR）腱

長掌筋（PL）腱

図4 皮切と展開
　a：掌側皮切
　b：背側皮切
　c：力源（ECRB腱）の同定

橈骨神経麻痺に対する腱移行術（Riordan津下変法）

2 骨間膜の展開，開窓

長母指屈筋腱の尺側から進入して橈尺骨間を展開し，方形回内筋の近位で前腕骨間膜の一部を切除して開窓する 図5。

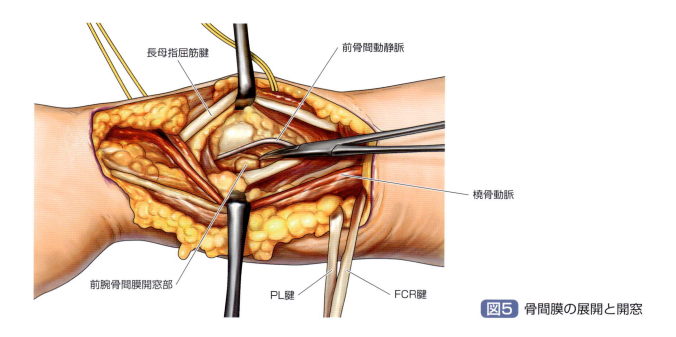

図5 骨間膜の展開と開窓

3 FCR腱の誘導

FCR腱を前腕骨間膜開窓部を通して背側へ誘導する 図6。

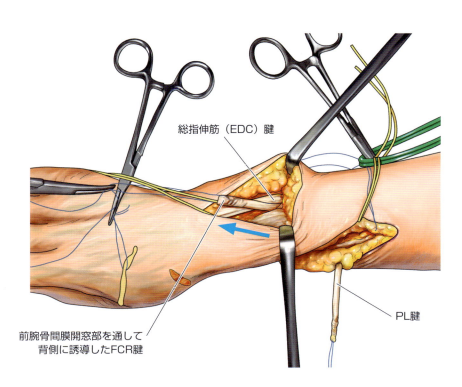

図6 FCR腱の誘導

161

4 母指，手関節の伸展再建

　MP関節背側と前腕背側の皮切からEPL腱を同定し，前腕部で切離していったんMP関節背側に引き出した後，前腕掌側の皮切に腱誘導鉗子を用いて誘導しておく．母指伸展位でEPL腱とPL腱をエチボンドなどの非吸収糸でinterlacing sutureする．手関節伸展位でECRB腱とPT腱を端側縫合する．PL腱からEPL腱への移行の際に，複数本存在する長母指外転筋（abductor pollicis longus；APL）腱の1本を用いて作製したpulleyを通せば，bowstringを防げる 図7a 。

　示指〜小指のMP関節を伸展位に保ちながら背側の皮切で，EDC腱とFCR腱をinterlacing sutureで縫合する 図7b 。

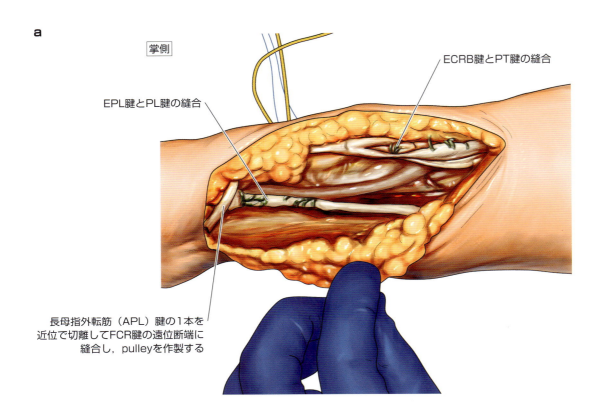

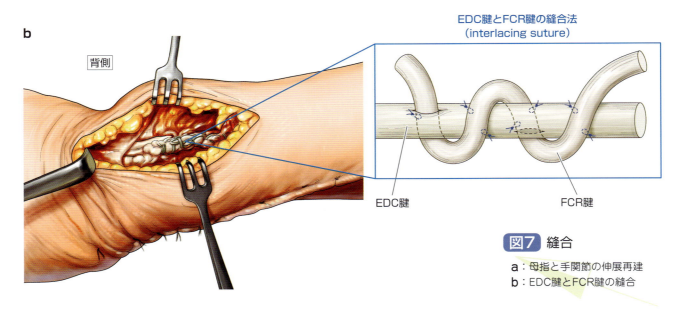

図7 縫合
a：母指と手関節の伸展再建
b：EDC腱とFCR腱の縫合

5 後療法

術後は手関節軽度伸展位，手指MP・PIP関節伸展位，母指伸展外転位として3～4週間掌側ギプスシャーレ固定した後，自動運動訓練を開始する 図8 。

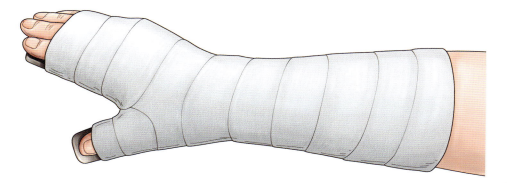

図8 術後の肢位

文献

1) Samardžiéć M, Grujićić D, Milinković ZB. Radial nerve lesions associated with fractures of the humeral shaft. Injury 1990；21：220-2.
2) Tsuge K. Tendon transfers for radial nerve palsy. Aust N Z J Surg 1980；50：267-72.
3) 津下健哉. 手の外科の実際. 改訂第7版. 東京：南江堂；2011.
4) Riordan DC. Radial nerve paralysis. Orthop Clin North Am 1974；5：283-7.
5) Boyes JH. Tendon transfers for radial nereve palsy. Bull Hosp Joint Dis 1960；21：97-105.
6) Seddon H. Surgical disorders of the peripheral nerves. 2nd ed. Edinburgh：Churchill Livingstone；1975.

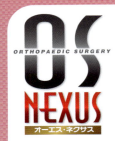

III. そのほかの臨床でよくみる神経損傷・麻痺・疾患

腓骨神経麻痺に対する機能再建術（Watkins-Barr法）

北海道大学病院整形外科　小野寺智洋
英志会富士整形外科病院整形外科　山﨑　修司

Introduction

術前情報

　腓骨神経麻痺は機械的圧迫や外傷，Charcot-Marie-Tooth病などの神経原性疾患によって起こり，尖足変形の原因となる。機能回復の見込みの少ないものに対しては腱移行術による機能再建術が検討される。ここでは，腓骨神経麻痺による尖足変形に対して行われる代表的な背屈機能再建術の1つである，Watkins-Barr法[1]に関して述べる。

● **手術適応**

　回復の見込みのある腓骨神経麻痺に対しては，保存療法（圧迫の回避・除去，局所の安静，薬剤内服，運動療法など）の適応となる。また，急性期の神経損傷や外因性の神経損傷（外傷・腫瘍など）に対しては，原因の除去や神経剥離・縫合術・移植術などが優先される。これらの加療を行っても回復の見込みのない症例に対しては，機能再建術の適応となる。

　また，底屈筋の筋力低下がみられる症例では腱移行による十分な背屈筋力が得られない可能性があるため，慎重に適応を検討する必要がある。他の足部変形に対しては他の術式の併用が必要となることが多く，特にアキレス腱拘縮による構築性の尖足変形に対しては，腱移行術を行う前に腱延長術を行う必要がある。

● **麻酔**

　麻酔は全身麻酔あるいは腰椎麻酔が一般的である。

● **手術体位**

　透視装置が使用可能な手術台を用いて仰臥位で行う。必要があれば駆血帯を大腿部に装着する。移行腱を固定する際に足根骨に対して透視装置を用いるため，透視装置のC-armは対側から入れる。

● **使用インプラント**

　ENDOBUTTON◇（Smith & Nephew社）

手術進行

1. **皮切，展開**
   - 皮切
   - 後脛骨筋腱付着部の切離
   - 後脛骨筋腱の引き出し
   - 前方区画への移行
   - 腱の固定
2. **閉創**
3. **後療法**

❶ 移行腱をなるべく長く採取する。
❷ 後脛骨筋腱を骨間膜に通す際，適切な高位を確認し，十分な開窓を行う。
❸ 移行腱の固定は最大背屈位で行う。

手術手技

1 皮切，展開

皮切

皮切は
- 皮切①（距舟関節〜内側楔状骨）
- 皮切②（下腿三頭筋内側で下腿遠位約1/3の高さ）
- 皮切③（足関節より近位5cmで縦皮切）
- 皮切④（外側楔状骨直上の小皮切）

以上の4箇所で行う。

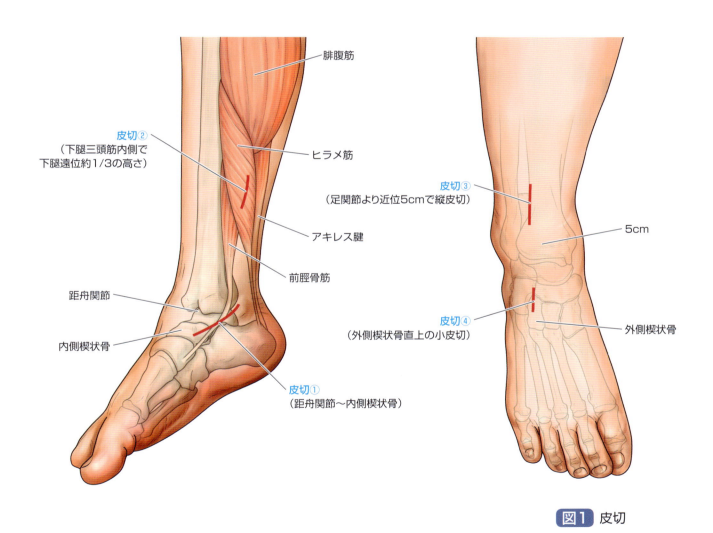

図1 皮切

後脛骨筋腱付着部の切離

後脛骨筋を採取するために，距舟関節から内側楔状骨までの皮切で進入する（図1，皮切①）。皮切の直下にある後脛骨筋腱を同定する 図2a 。腱鞘を縦に開き，後脛骨筋腱付着部を露出させて，骨から鋭的に切離する。2号エチボンド糸を用いて後脛骨筋腱断端にベースボールグラブスーチャーで縫合しておく 図2b 。

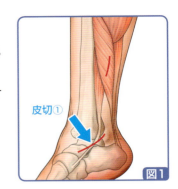

図1

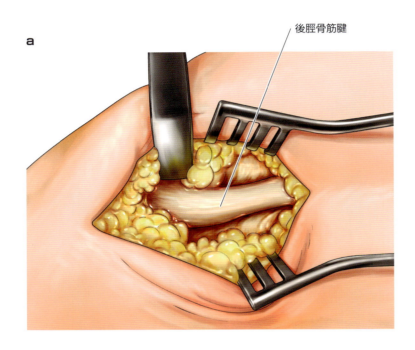

a
後脛骨筋腱

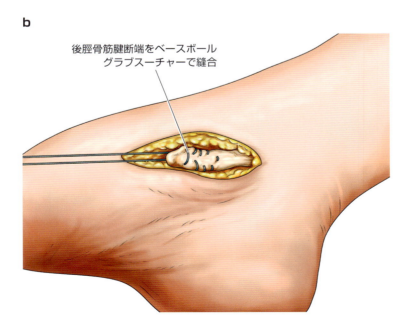

b
後脛骨筋腱断端をベースボール
グラブスーチャーで縫合

図2 後脛骨筋腱の切離

腓骨神経麻痺に対する機能再建術（Watkins-Barr法）

後脛骨筋腱の引き出し

下腿三頭筋内側で下腿遠位約1/3の高さに縦皮切を加え（図1，皮切②），皮切①，②から後脛骨筋の筋膜を十分に皮下組織から剥離した後に図3a，後脛骨筋の筋腱移行部を同定する図3b。

皮切②から皮切①に向かってケリー鉗子を挿入し，後脛骨筋を切離部ごと皮切②に引き出す図3c。

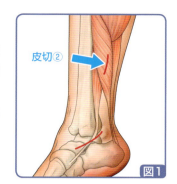

図1

コツ&注意　NEXUS view

引き出した後脛骨筋腱を中足部外側方向に向かって下腿全面に置くことで，骨間膜をどの高さで開窓すれば良いかの目安となる。

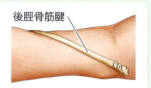

後脛骨筋腱

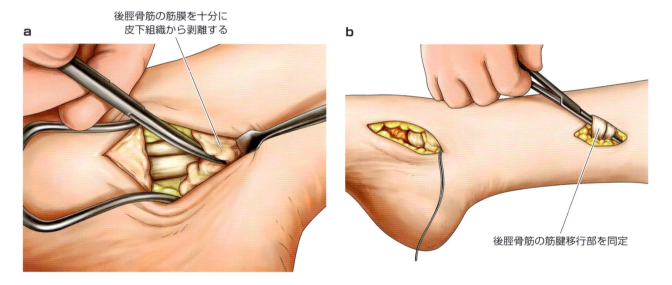

a　後脛骨筋の筋膜を十分に皮下組織から剥離する

b　後脛骨筋の筋腱移行部を同定

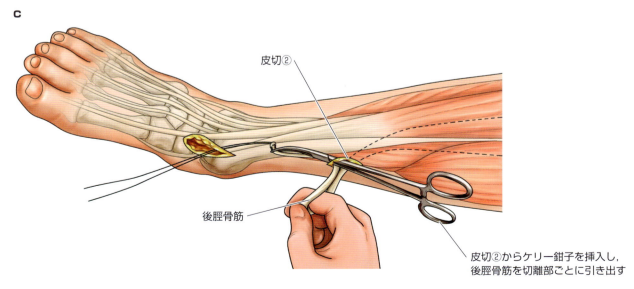

c

皮切②

後脛骨筋

皮切②からケリー鉗子を挿入し，後脛骨筋を切離部ごとに引き出す

図3　後脛骨筋腱の引き出し

167

前方区画への移行

足関節より近位5cm程度の前外側に縦皮切を加えて，前脛骨筋腱の内側を展開する（図1，皮切③）。神経血管束は前脛骨筋とともに外側にレトラクトしながら，脛骨外側の骨膜に沿って展開し，脛腓間の骨間膜を十分に展開する。後脛骨筋筋腹が骨間膜に抵抗なく滑走できるように，骨間膜を縦方向に4cm程度開窓する。ケリー鉗子を皮切③から挿入し，先端を皮切②に向けて進入させる。これを用いて後脛骨筋腱の切離端を把持し，骨間膜開窓部を通して皮切③に引き抜く 図4 。

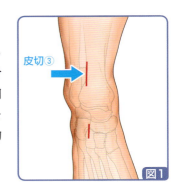

図1

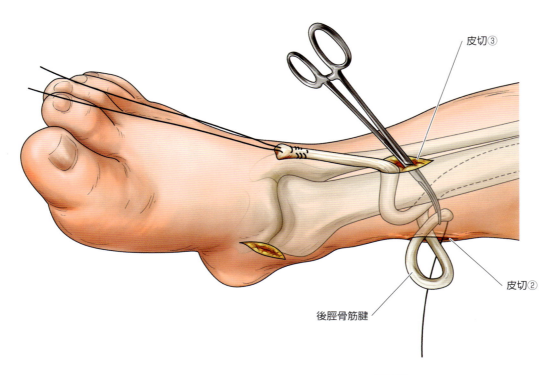

図4 後脛骨筋腱の前方区画への引き出し

腓骨神経麻痺に対する機能再建術（Watkins-Barr法）

腱の固定

イメージ下に外側楔状骨の直上に小皮切を加えて（図1，皮切④），外側楔状骨の中央に，足背から足底に向けて2mm径 K-wireを刺入する。これをガイドワイヤーとして5.0mmまで骨孔の拡大を行う 図5 。足背の皮切④からケリー鉗子を挿入し，伸筋支帯の深層・前脛骨筋腱の裏側を通してケリー鉗子の先端を皮切③に出す 図6 。

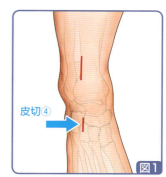

皮切④

図1

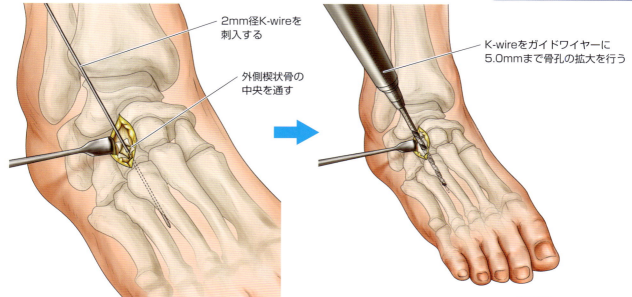

- 2mm径K-wireを刺入する
- 外側楔状骨の中央を通す
- K-wireをガイドワイヤーに5.0mmまで骨孔の拡大を行う

図5 骨孔の作製

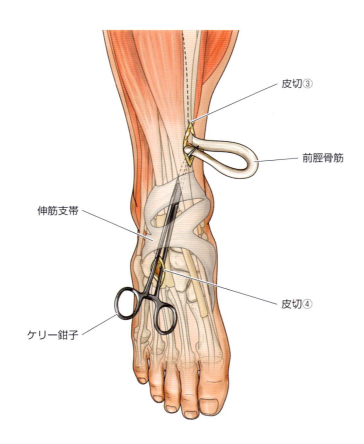

- 皮切③
- 前脛骨筋
- 伸筋支帯
- 皮切④
- ケリー鉗子

図6 皮切④から皮切③へのケリー鉗子の挿入位置

169

皮切③まで到達している後脛骨筋腱切離端を，ケリー鉗子を用いて皮切④まで引き抜く。Tendon passing pinを用いて後脛骨筋腱切離端にとりつけたENDOBUTTON◇を外側楔状骨骨孔に背底方向に通す 図7a 。この際，足関節は最大背屈位でENDOBUTTON◇がフリップできるように後脛骨筋腱とENDOBUTTON◇との距離を調整しておく 図7b 。

> **コツ&注意　NEXUS view**
> 後脛骨筋腱が長すぎる場合は，骨孔から15mm程度挿入可能な長さで切除して，2号エチボンド糸で再縫合を行う。また，ENDOBUTTON◇と後脛骨筋腱断端までの距離が短すぎるとフリップ動作が困難となる場合があるので注意を要する。ENDOBUTTON◇を用いた腱固定が困難な場合，腱固定スクリューの使用も考慮する。

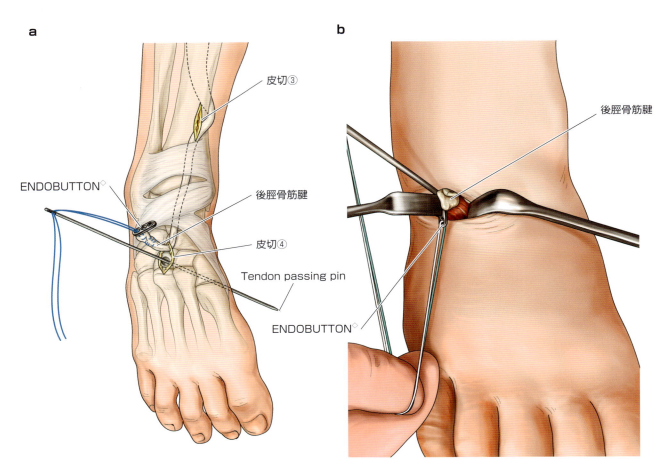

図7 ENDOBUTTON◇の取り付け

a：Tendon passing pinを用いて後脛骨筋腱切離端にとりつけたENDOBUTTON◇を外側楔状骨骨孔に背底方向に通す。
b：ENDOBUTTON◇がフリップできるように後脛骨筋腱とENDOBUTTON◇との距離を調整する。

2 閉創

各創部を十分に洗浄して縫合する。動脈性出血の有無を確認するために皮膚・皮下縫合前に駆血帯を解除することが望ましい。

3 後療法

術後は膝下ギプスシーネ固定を4週間施行し,その後エバーステップで歩行を許可する。

文献
1) WATKINS MB, JONES JB, RYDER CT Jr, et al. Transplantation of the posterior tibial tendon. J Bone Joint Surg Am 1954；36：1181-9.
2) 藤井唯誌, 高倉義典, 田中康仁, ほか. 麻痺足に対する後脛骨筋腱前方移行術 日本足の外科学会雑誌 1996；17：132-5.
3) Myerson M. Reconstructive Foot and Ankle Surgery：Management of Complications 2nd Edition 2010：175-89.

◇Trademark of Smith & Nephew

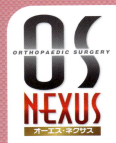

Ⅲ. そのほかの臨床でよくみる神経損傷・麻痺・疾患

Morton病の治療

立川病院整形外科 小久保哲郎
国際医療福祉大学塩谷病院 須田 康文

Introduction

術前情報

　Morton病は中足痛（metatarsalgie）の原因の1つである。中年女性に多くみられ，一般に第3趾間が最多で，次いで第2趾間に多く，第1，第4趾間ではまれである。解剖学的に内側足底神経と外側足底神経から分岐した枝が第3趾間で合流して総底側趾神経となり，深横中足靱帯（deep transverse metatarsal ligament；DTML）下で絞扼されやすいと考えられている。しかし，この吻合は66.2％でしかみられないという報告もある。開張足などの足部形態やハイヒールなどの履き物も前足部で神経の圧迫の原因となりうる。

　診断の際に，痛みの場所（中足骨頭下か中足骨頭間か）は重要である。前足部を水平方向に圧迫し，趾間をつまむように押さえて底側の圧痛，クリック，足趾への放散痛の有無を確認する（Mulder's test）。

　X線像は中足痛をきたす他の疾患（Freiberg病，中足趾節関節不安定症，足趾変）との鑑別に有用である。MRIでは趾間にT1およびT2強調像で低信号領域を認める 図1 が，腫脹がないものでは特徴的な所見はみられないことが多く，関節リウマチ，蹠側板損傷などの鑑別に有用である。超音波検査では中足骨頭間に周囲より低エコーの紡錘状の領域を認め，圧迫により背側への移動が確認できる。MRIよりも感度，特異度ともに高いと報告されており，今後さらに臨床で有用性が認められるであろう。

　まずは，アキレス腱のストレッチを指導し，足底板や中足骨パッドを使用して保存療法を行う。疼痛が改善しない場合はステロイド注射などを行う。DTML下への局所麻酔薬の注射で痛みが速やかに消失することも診断の根拠となる。保存療法が奏効しない場合は手術療法を検討する。術前に神経腫が原因であることを十分確認する。術後に足趾底側の知覚障害が残ることを十分に説明しておく。

手術進行

1. 皮切
2. アプローチ
3. 展開
4. 神経切除
5. 初期後療法

コツ&注意　NEXUS view
身体所見を十分に診て，診断を確定する。術前に保存療法を十分に行う。

●手術適応

手術適応は各種保存療法に抵抗する患者である。第3趾間に最も多く，次いで第2趾間に多い。第1，第4趾間では非常に少ない。第2または第3趾間以外に痛みがある患者では，他の原因も十分検討する。

●麻酔と手術体位

末梢神経ブロック，局所麻酔で可能である。背側アプローチでは仰臥位で駆血帯を使用して行う。

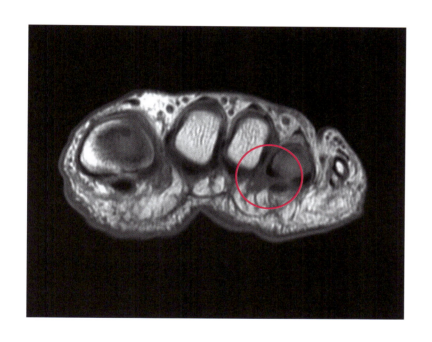

図1 MRI T1強調像
第3趾間に低信号領域を認める

❶触診，画像検査，局所注射などから診断を確定する。
❷断端神経腫の合併症が起こりうるため，近位は非荷重部での切断が必要である。

手術手技

1 皮切

趾間背側を伸筋腱の内側を約3cm縦皮切する 図2 。背側趾神経や動静脈を損傷しないよう注意する。背側骨間筋を同定し 図3a ，筋膜間を進入してDTML上の滑液包まで展開する 図3b 。

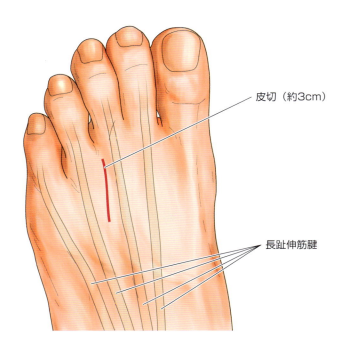

図2 皮切
第3趾間で約3cmの縦皮切を行う（矢印）

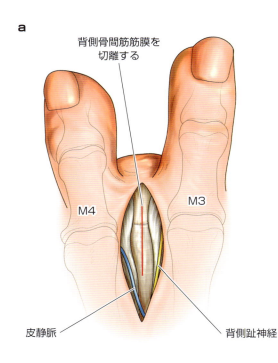
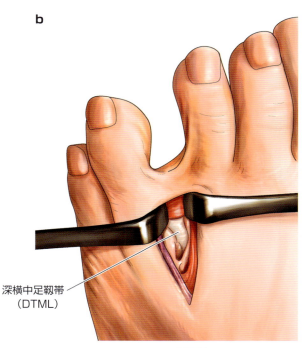

図3 背側骨間筋筋膜の切離
a：背側骨間筋筋膜の切離
b：切離後。DTMLが確認できる

2 アプローチ

開創器を用いて中足骨間を開大してDTML下にエレバトリウムを挿入して鋭的に切離する。切離した靱帯の外側に虫様筋腱を確認し，その内底側に神経血管束を同定する 図4 。

コツ&注意 NEXUS view
神経を愛護的に遠位に牽引してDTMLの十分近位で切離し，神経断端を近位へ退縮させる。

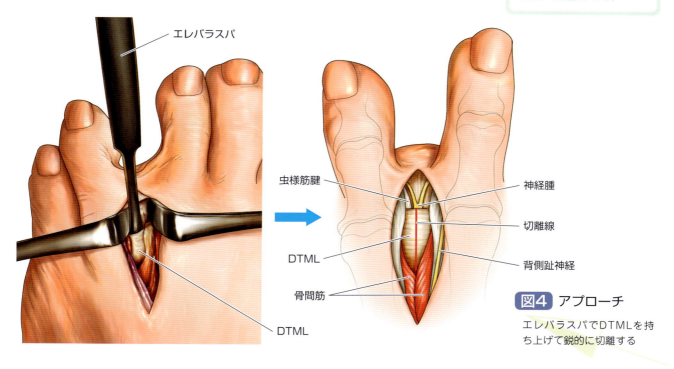

図4 アプローチ
エレバラスパでDTMLを持ち上げて鋭的に切離する

3 展開

骨間筋間を中枢まで展開し，DTMLが完全に切離されていることを確認して，創内に神経腫を確認する 図5 。

コツ&注意 NEXUS view
虫様筋腱，動静脈は神経組織と誤認することがあるので注意する。

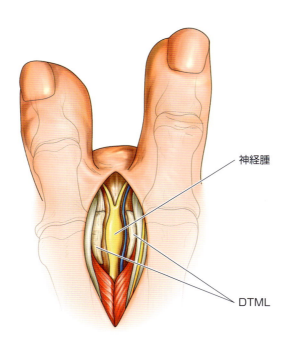

図5 展開
DTMLを完全に切離して神経腫を確認する

175

4 神経切除

母趾外転筋の横頭を背側によけて総趾神経の足底枝を同定する。総足底趾神経を荷重のかからない近位部で切離する 図6a 。神経腫の末梢は足趾への分岐部の遠位で切除する 図6b 。

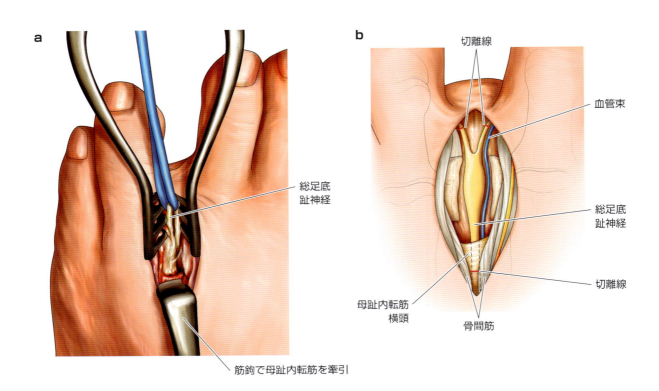

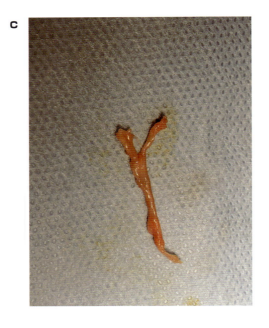

図6 神経切除

a：筋鉤で母趾内転筋を牽引し，総足底趾神経を末梢へ牽引して，できるだけ近位で切離する。
b：神経腫の末梢を足趾分岐部遠位で切離する。
c：切除した神経。この症例では神経の腫大はなく，周囲との癒着が著明であった。

> **コツ&注意　NEXUS view**
> 術後血腫による創治癒の遷延や感染のリスクを避けるために，駆血を解除して閉創前に止血を十分に行う 図7 。

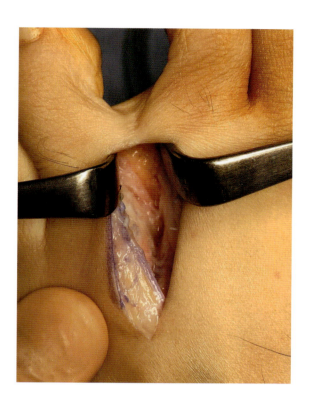

図7 神経切除後
血腫の形成を予防するため，駆血を解除して止血を行う。

5　初期後療法

24時間は患肢を挙上してできるだけ安静にして過ごす。術後4週間は硬いソールの靴を履いて前足部の踏み返しを制限する。術後4週以降，つま先の広い，柔らかいアッパーの靴で痛みのない範囲で歩行を許可する。

> **トラブル　NEXUS view**
> 術後の断端神経腫が荷重による刺激で疼痛の原因となることがあるため，術中にできるだけ荷重部より近位で切離する。
> 疼痛が発生したら足底板・注射など保存療法を行い，効果がなければ底側アプローチを試みる。

日常診療をより正確に，効率的に行える
エッセンスが詰まったシリーズ

整形外科
日常診療のエッセンス

限られた外来時間を有効に使い，診療を行いたい。しかし，明らかな外傷がない場合，問診や臨床所見などから診察を進めるが，主症状を訴える場所と原因疾患が一致しないこともあり，注意が必要である。本シリーズは，日常診療をより正確に，効率的に行えるエッセンスが詰まった，整形外科医の必読書である。

■B5変型判・400頁程度・2色刷（一部カラー）

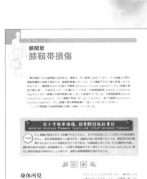
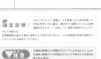
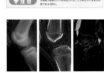
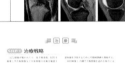

シリーズ（全3冊）の構成

上肢

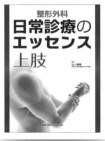

2019年5月刊行予定

■ISBN978-4-7583-1865-5

編集
池上 博泰
東邦大学医学部整形外科学教授

目次
I 診察の進め方
　問診と診察
　【肩関節の診察】
　【肘関節の診察】
　【手関節・手の診察】
　検査
II 疾患別治療法
　【上肢（全体）】
　【肩関節】
　【肘関節】
　【手関節・手】

下肢

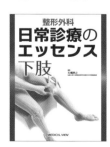

定価（本体 9,000円+税）
412頁・イラスト100点, 写真200点
ISBN978-4-7583-1863-1

編集
石橋 恭之
弘前大学大学院医学研究科
整形外科学講座教授

目次
I 診察の進め方
　問診と診察
　【股関節の診察】
　【膝関節の診察】
　【足関節・足部の診察】
　検査
　再診時の注意点
　患者への接し方
II 疾患別治療法
　【下肢（全体）】
　【股関節】
　【膝関節】
　【足関節・足部】

脊椎

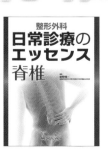

2019年2月刊行予定

■ISBN978-4-7583-1866-2

編集
紺野 愼一
福島県立医科大学医学部
整形外科学講座主任教授

目次
I 外来で必要な基礎知識
　脊椎の解剖
　痛みの評価
　痛みのメカニズム
II 診察の進め方
　問診
　理学所見の評価
　鑑別疾患上重要な手技
　画像診断の意義と限界
　再診時の注意点
　患者への接し方
II 疾患別治療法
　【脊椎（全体）】【頚椎】【腰椎】

メジカルビュー社
http://www.medicalview.co.jp

※ご注文，お問い合わせは最寄りの医書取扱店または直接弊社営業部まで。
〒162-0845　東京都新宿区市谷本村町2番30号
TEL.03(5228)2050　FAX.03(5228)2059
E-mail（営業部）　eigyo@medicalview.co.jp

スマートフォンで
書籍の内容紹介や目次が
ご覧いただけます。

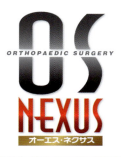

次号予告
2019年4月刊行予定

No.18

State of the Art 脊椎外科 レベルアップのための18の奥義

編集担当　西良浩一

I 頚椎手術のArt
- 頚椎人工椎間板置換術　　　　　　　　　　　　　　　　　　　吉井俊貴
- 上位頚椎前方進入の技　　　　　　　　　　　　　　　　　　　松林嘉孝ほか
- 頚椎骨切術　Pedicle Subtraction Osteotomy（PSO）　　　　　　水谷　潤

II 脊椎・脊髄腫瘍手術のArt
- 胸髄腹側髄膜腫瘍　　　　　　　　　　　　　　　　　　　　　高田洋一郎
- 凍結免疫療法利用の新しい腫瘍脊椎骨全摘術（TES）　　　　　　村上英樹ほか
- 転移性脊椎腫瘍への最小侵襲制動術（MISt）　　　　　　　　　齋藤貴徳

III 内視鏡PED手術のArt
- 椎間孔狭窄開放術（Percutaneous endoscopic lumbar foraminoplasty；PELF）　浦山茂樹
- Transforaminal PED法（Inside out, Outside first methods）　　山下一太
- 外側狭部開放術：Percutaneous endoscopic ventral facetectomy　手束文威ほか

IV 固定術のArt
- Percutaneous Endoscopic true TLIF（PETLIF）　　　　　　　　長濱　賢
- 腰椎分離症手術：経皮的CBTスクリュー法　　　　　　　　　　武政龍一
- 胸椎OPLLに対する後方除圧矯正固定術〜手術成績と安全性向上のための工夫　今釜史郎

V 骨粗鬆症脊椎手術のArt
- 終板を貫通させる強固なPPS：The Transdiscal Screw for Diffuse Idiopathic Skeletal Hyperostosis（TSD）　生熊久敬
- 骨粗鬆症脊椎：HA顆粒によるPPS補強　　　　　　　　　　　　菅野晴夫
- 骨粗鬆症性脊椎でのPPS挿入の工夫　　　　　　　　　　　　　船尾陽生ほか

VI 脊椎骨折手術のArt
- 骨粗鬆症脊椎骨折の側方人工椎体置換　　　　　　　　　　　　篠原　光ほか
- 最小侵襲制動術（MISt）脊椎骨折への応用　　　　　　　　　　原田智久ほか
- 最小侵襲制動術（MISt）骨盤骨折への応用　　　　　　　　　　伊藤康夫

＊項目は一部変更になる場合がございます。

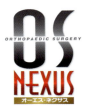

バックナンバーのご案内

No.1 膝・下腿の骨折・外傷の手術
編集　宗田　大／170ページ，2015年1月発行，定価11,880円（8%税込）

No.2 頚椎・腰椎の後方除圧術
編集　西良浩一／198ページ，2015年4月発行，定価11,880円（8%税込）

No.3 手・手関節の骨折・外傷の手術
編集　岩崎倫政／170ページ，2015年7月発行，定価11,880円（8%税込）

No.4 股関節周囲の骨折・外傷の手術
編集　中村　茂／210ページ，2015年10月発行，定価11,880円（8%税込）

No.5 スポーツ復帰のための手術　膝
編集　宗田　大／196ページ，2016年1月発行，定価11,880円（8%税込）

No.6 脊椎固定術　これが基本テクニック
編集　西良浩一／198ページ，2016年4月発行，定価11,880円（8%税込）

No.7 肩・肘の骨折・外傷の手術
編集　岩崎倫政／210ページ，2016年7月発行，定価11,880円（8%税込）

No.8 スポーツ復帰のための手術　股関節，足関節・足部
編集　中村　茂／202ページ，2016年10月発行，定価11,880円（8%税込）

No.9 膝関節の再建法　最適な選択のために
編集　宗田　大／206ページ，2017年1月発行，定価11,880円（8%税込）

No.10 脊椎固定術　匠のワザ
編集　西良浩一／206ページ，2017年4月発行，定価11,880円（8%税込）

No.11 スポーツ復帰のための手術　肩・肘
編集　岩崎倫政／184ページ，2017年7月発行，定価11,880円（8%税込）

No.12 股関節の再建法　成功への準備とコツ
編集　中村　茂／230ページ，2017年10月発行，定価11,880円（8%税込）

No.13 高齢者上肢骨折に対する手術
編集　岩崎倫政／180ページ，2018年1月発行，定価11,880円（8%税込）

No.14 脊椎手術と合併症　回避の技とトラブルシューティング
編集　西良浩一／176ページ，2018年4月発行，定価11,880円（8%税込）

Ⅰ．合併症回避の技
腹臥位手術（体位）による合併症の回避／後頭－頚椎固定術後に起こる呼吸・嚥下障害の回避／腰椎後方手術で起こる硬膜外静脈叢出血対策／X線透視下における高位別PPS挿入法と関連する合併症の回避／MIStにおける椎体間ケージ設置法（PLIF, TLIF, LLIF）と合併症の回避／TF-PELDのアプローチに起因する神経損傷の回避／MED & MELの合併症の回避／Balloon kyphoplasty（BKP）における骨セメント漏洩の回避／透析脊椎症手術における合併症の回避／PJKとPJF（後弯矯正術）の回避／同部位椎間板再発ヘルニアの再手術／腫瘍脊椎骨全摘術（TES）における感染の回避

Ⅱ．トラブルシューティング
髄液漏を防ぐための硬膜修復術／MED法による硬膜損傷パッチテクニック／PJK & PJF（後弯矯正術）のリカバリー／ロッド折損時のリカバリー手術／脊椎instrumentationの術後感染対策

No.15 膝関節手術の落とし穴　陥らないためのテクニック
編集　宗田　大／226ページ，2018年7月発行，定価11,880円（8%税込）

Ⅰ．靱帯縫合・再建法
ハムストリングを用いたACL再建におけるTightRope®，ENDOBUTTON®固定の落とし穴／ACL再建術－3つの代表的アプローチの落とし穴／成長線開存例に対するACL再建術の落とし穴／PCL再建法の落とし穴／BTB手術－Interference screw使用の落とし穴

Ⅱ．半月板縫合法，ほか
内側半月板後根断裂（MMPRT）に対する縫合法の落とし穴／後外側半月板ルート損傷（PLMRT）に対する縫合法の落とし穴／放射状断裂に対する縫合法の落とし穴／変性内側半月板に対する縫合法の落とし穴／高度外側型変形性膝関節症に対する外側半月板centralization法の落とし穴／各種デバイス使用法の落とし穴／離断性骨軟骨炎（OCD）の再固定法の落とし穴

Ⅲ．骨切り術
高度内反型変形性膝関節症に対する骨切り術DLOの落とし穴／外側型変形性膝関節症に対する骨切り術の落とし穴／ロッキングプレートを用いた逆V字型高位脛骨骨切り術の落とし穴／Around the knee osteotomyのピットフォールとその回避法

No.16 小児の四肢手術　これだけは知っておきたい
編集　中村　茂／210ページ，2018年10月発行，定価11,880円（8%税込）

Ⅰ．上肢
上腕骨顆上骨折に対する手術／上腕骨外側顆骨折の観血整復内固定術／内反肘に対する上腕骨外側楔状骨切り術／強剛母指に対する腱鞘切開術／Sprengel変形に対する肩甲骨Y字型骨切り術／先天性橈尺骨癒合症に対する手術

Ⅱ．下肢
大腿骨骨幹部骨折に対する弾性髄内釘固定法（elastic stabilizing intramedullary nailing）／脚長不等に対するリング型創外固定器による下肢延長手術／大腿骨遠位部変形に対するエイトプレートを用いた骨端線抑制術／安定型大腿骨頭すべり症に対する in situ pinning（ISP）／Perthes病に対する大腿骨内反骨切り術／Perthes病に対する大腿骨内反回転骨切り術（ROWO）／発育性股関節形成不全に対する観血的整復術広範囲展開法（田辺法）／残遺性亜脱臼に対するSalter骨盤骨切り術変法／恒久性膝蓋骨脱臼に対する制動手術／尖足に対するアキレス腱延長術／先天性内反足遺残変形に対する前脛骨筋腱外側移行術／先天性内反足に対する全距骨下関節解離術

■年間購読お申し込み・バックナンバー購入方法

・年間購読およびバックナンバー申し込みの際は，最寄りの医書店または小社営業部へご注文ください。
・小社ホームページまたは本誌付属の綴じ込みハガキでもご注文いただけます。
ホームページでは，本誌に紹介されていないバックナンバーの目次の詳細・サンプルページもご覧いただけます。

【お問い合わせ先／ホームページ】
株式会社メジカルビュー社　〒162-0845 東京都新宿区市谷本村町2-30　Tel：03（5228）2050
E-mail：eigyo@medicalview.co.jp（営業部）　URL：http://www.medicalview.co.jp

OS NEXUS No.17
末梢神経障害・損傷の修復と再建術

2019年2月10日　第1版第1刷発行

■編集委員　宗田　大・中村　茂・岩崎倫政・西良浩一
　　　　　　むねた たけし　なかむら しげる　いわさきのりまさ　さいりょうこういち

■担当編集委員　岩崎倫政　いわさきのりまさ

■発行者　三澤　岳

■発行所　株式会社メジカルビュー社
　〒162-0845 東京都新宿区市谷本村町2-30
　電話　03(5228)2050(代表)
　ホームページ http://www.medicalview.co.jp/

　営業部　FAX 03(5228)2059
　　　　　E-mail eigyo@medicalview.co.jp

　編集部　FAX 03(5228)2062
　　　　　E-mail ed@medicalview.co.jp

■印刷所　シナノ印刷株式会社

ISBN978-4-7583-1396-4 C3347

©MEDICAL VIEW, 2019. Printed in Japan

- 本書に掲載された著作物の複写・複製・転載・翻訳・データベースへの取り込みおよび送信（送信可能化権を含む）・上映・譲渡に関する許諾権は，(株)メジカルビュー社が保有しています．

- JCOPY〈出版者著作権管理機構　委託出版物〉
  本書の無断複製は著作権法上での例外を除き禁じられています．複製される場合は，そのつど事前に，出版者著作権管理機構(電話 03-5244-5088, FAX 03-5244-5089, e-mail：info@jcopy.or.jp)の許諾を得てください．

- 本書をコピー，スキャン，デジタルデータ化するなどの複製を無許諾で行う行為は，著作権法上での限られた例外(「私的使用のための複製」など)を除き禁じられています．大学，病院，企業などにおいて，研究活動，診察を含み業務上使用する目的で上記の行為を行うことは私的使用には該当せず違法です．また私的使用のためであっても，代行業者等の第三者に依頼して上記の行為を行うことは違法となります．

- 本書の電子版の利用は，本書1冊について個人購入者1名に許諾されます。購入者以外の方の利用はできません。また，図書館・図書室などの複数の方の利用を前提とする場合には，本書の電子版の利用はできません。

執刀医となった日から即役立つ！基本的な手技を学べる 現場に即した手術書シリーズ

新 執刀医のための サージカルテクニック
Surgical Techniques for Masters

総編集 德橋 泰明　日本大学医学部整形外科学系整形外科学分野主任教授

2004年から刊行し，基本的な手術書として好評を得た『執刀医のためのサージカルテクニック』シリーズ。それから10年以上が経過し，手術手技・使用器具の進歩により大きく変更されている術式や，新たな術式も取り上げ，今の時代に即した手術内容で新シリーズとして刊行。
より執刀医の視点に立った記述で，最前線で活躍する経験豊かな臨床医からのアドバイスが豊富に散りばめられている。さらに助手を卒業していざ執刀医となった医師のニーズに応える情報も提供。手術を行うすべての整形外科医必携の書！

体裁：B5変型判・オールカラー・240頁程度

そろそろ助手を卒業ですか？
実は執刀医は手術のこんなところに注意しているんです！

Sample Page

ページ配分が理解しやすいように，各手術手技の流れを「起・承・転・結」の4段階に分けて，豊富な図・イラストと具体的かつ簡潔な解説で構成。

術前シミュレーション
手術のアウトラインをフローチャートで掲載。手術の流れが一目でわかる！

Advice ワンポイントアドバイス
是非とも継承したいテクニックや思わぬアクシデントを招きそうな注意点，覚えておくべき解剖学的に重要な点など，場面ごとに経験豊かな術者のアドバイスを豊富に掲載。

MEDICAL VIEW

シリーズの構成

新 執刀医のためのサージカルテクニック

脊椎

担当編集 徳橋 泰明　日本大学医学部整形外科学系整形外科学分野主任教授

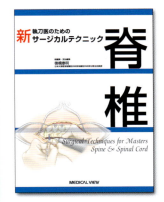

目次

- 執刀医の心得
- 腰椎椎間板ヘルニアに対する髄核摘出術（いわゆるLove法）
- 腰椎椎間板ヘルニアに対する内視鏡下椎間板摘出術（MED）
- 腰部脊柱管狭窄症に対する棘突起縦割式椎弓切除術
- 腰椎変性疾患に対する後側方固定術（PLF）
- 腰椎変性すべり症に対する後方進入椎体間固定術
- 頚椎症性脊髄症に対する片開き式椎弓形成術，後方固定術
- 頚椎症性脊髄症に対する棘突起縦割式椎弓形成術（T-saw laminoplasty）
- 頚椎症性神経根症，脊髄症に対する前方除圧固定術
- 骨粗鬆症性椎体骨折に対するBalloon kyphoplasty
- 骨粗鬆症性椎体骨折偽関節に対する椎体形成術併用の後方固定術
- 胸腰椎移行部脊椎外傷に対する後方固定術
- 転移性脊椎腫瘍に対するMISt（最小侵襲脊椎安定術）
- 環軸椎亜脱臼に対する後方固定術XLIF®（eXtreme Lateral Interbody Fusion）
- 腰椎変性側弯症に対するOLIF（oblique lateral interbody fusion）
- 馬尾腫瘍摘出術

■定価（本体13,000円＋税）
256頁・イラスト300点
ISBN978-4-7583-1862-4

上肢

担当編集 長尾 聡哉　板橋区医師会病院整形外科部長　日本大学医学部整形外科学系整形外科学分野講師

目次

- 執刀医の心得
- 鎖骨骨折に対する観血的整復固定術
- 上腕骨近位端骨折に対するプレート固定術
- 上腕骨近位端・骨幹部骨折に対する髄内釘固定術
- 上腕骨遠位端骨折に対する観血的整復固定術
- 肘頭骨折に対する観血的整復固定術
- 前腕骨骨折に対するプレート固定術
- 橈骨遠位端骨折に対する掌側ロッキングプレート固定術
- 舟状骨骨折に対する観血的整復固定術
- 手指骨折に対する経皮的鋼線固定術・プレート固定術
- 小児肘関節周辺骨折の手術
- 肩関節鏡視下手術
- 肘関節鏡視下手術
- 肘部管症候群に対する単純除圧術・尺骨神経皮下前方移動術
- 手根管症候群に対する手根管開放術
- ばね指に対する腱鞘切開術
- 手指屈筋腱断裂に対する腱縫合術
- 手指伸筋腱断裂に対する腱縫合術
- 前腕・手部神経損傷に対する神経縫合術
- 上肢軟部腫瘍の手術

3月刊行予定

■定価（本体14,000円＋税）　272頁・イラスト300点　ISBN978-4-7583-1860-0

下肢

担当編集 齋藤 修　日本大学医学部整形外科学系整形外科学分野准教授

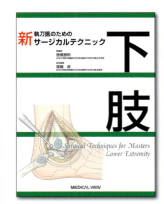

目次

- 執刀医の心得
- 股関節後方脱臼骨折（後壁骨折）に対するORIF
- FAIに対する股関節鏡視下手術
- 人工股関節全置換術（THA）：後方アプローチ セメントレス
- 大腿骨頚部骨折に対する人工骨頭置換術・後方アプローチ
- 大腿骨頚部骨折（不安定型）に対するTwin Hookを用いたORIF
- 大腿骨転子部骨折に対するshort femoral nail法
- 大腿骨転子部骨折に対するcephalomedullary long nail法
- 大腿骨ステム周囲骨折に対するORIF
- 膝蓋骨骨折に対するORIF
- 脛骨高原骨折に対するORIF
- ハムストリングを用いた解剖学的二重束前十字靱帯再建術
- 高位脛骨骨切り術（HTO）・Opening wedge HTO
- 人工膝関節全置換術（TKA）
- 人工膝関節単顆置換術（UKA）
- Pilon骨折に対するORIF
- 髄内釘を用いた距骨体部切除併用足関節固定術
- 人工足関節置換術（TAA）
- 距骨骨軟骨損傷に対する骨髄刺激法
- 踵骨骨折に対する外側横皮切による整復固定術
- アキレス腱断裂に対する強固な腱縫合術

■定価（本体14,000円＋税）
280頁・イラスト300点
ISBN978-4-7583-1861-7

定価13,000円程度　体裁：B5変型判・240頁程度・オールカラー

メジカルビュー社　〒162-0845 東京都新宿区市谷本村町2番30号
TEL.03(5228)2050　E-mail（営業部）eigyo@medicalview.co.jp
FAX.03(5228)2059　http://www.medicalview.co.jp

※ご注文，お問い合わせは最寄りの医書取扱店または直接弊社営業部まで。